六十代と七十代
心と体の整え方

目次

序章　人生百年と言うけれど

こんにちは。皆さん元気でお過ごしでしょうか。老年精神科医の和田秀樹です。本書を手に取っていただき有難うございます。本書は、きっと皆さんのお役に立つと信じて執筆した自信作です。安心してお読みください。

余生と言うには長過ぎる

さて、政府やマスコミによると我が日本は、今や「人生百年時代」だそうです。

厚生労働省が二〇一八年（平成三十年）に公表した統計によると、二〇一七年の平均寿命は男性が八十一歳、女性が八十七歳となっています。戦前は男女共に四十代、戦後の一九四七年（昭和二十二年）でも五十歳だったことを考えれば、確かに日本人はずいぶんと長生きするようになったものです。しかも、近年のアンチエイジングブームに象徴されるように、容姿においても体力面でも、昔と比べると驚くほど若返っています。当然のことながら個人差は大きいので、あくまで平均しての話ではありますが、現在の七十代くらいまでは昔の同年代と比較すると身体的に十歳くらい「若い」ように見受けられます。

「余生と言うには長過ぎる」これが本書の主要読者層と思われる、定年退職後の方々の実感ではないでしょうか。

もっとも、「人生五十年」と言われた昔は、十八、九歳にもなれば一人前の大人として扱われていました。回天の革命とも言える明治維新の原動力となったのは、西郷隆盛、大久保利通、高杉晋作、桂小五郎（木戸孝允《たかよし》）、坂本龍馬といった二十代、三十代の若きヒーローたちでした。彼らによって、日本はかろうじて欧米列強の植民地となる運命をのがれることができたわけです。時代環境が異なるとは言え、現代の若者たちとはえらい違いです。ともあれ、昔の日本人は精神的に早熟であり、凝縮された「生」を生きたとも言えます。

話がそれましたが、戦後から寿命が急激に延びた主たる要因としては、戦死者がゼロになったこと、死病とされた結核がストレプトマイシンなど抗生物質の開発により「治る病気」となったこと、衛生環境が改善されたことでそもそも結核になる人が減ったこと、医療技術の進歩、そして何より栄養摂取面での劇的な改善（これも結核の予防となる）などがあげられます。

事実、戦前まで日本人の栄養摂取量、とりわけ動物性タンパク質の摂取量は、現在の栄養学的常識からすると絶望的なまでに不足していて、平均寿命も先進国の中では最低でした。

そんな戦前とは打って変わり、長寿国と言われて久しい現在の日本ですが、平均寿命はそう遠くない将来百歳近くになる可能性が高いでしょう。

いずれにせよ、寿命が延びたということ自体は、慶賀《けいが》すべきことだと私も思います。

しかし、当然のことながら数値としての寿命の長さと、フィジカル面（身体的な面）でＱＯＬ（quality of life：生活の質）を普通に維持できる長さは等しいわけではないし、メンタル面（精神的な面）における充足感、生きているという実感を維持できる長さも同じではありません。要するに、健康面でのいろんな要素が改善された現在の日本であっても、ＱＯＬを普通に維持できる年齢には限度があるのです。

平均寿命が延びたということは、現実面で言うと認知症や長期にわたる入院生活といった、極端にＱＯＬが低下した状態が長く続くということでもあります。つまり、若返り現象によって八十歳、九十歳になっても六十代のように元気であるという魔法のような話ではなく、医療技術の進歩によって「なかなか死ねなくなった」ということです。

私が勤務した浴風会病院という高齢者専門の病院でみてきた年間百例もの解剖の結果では、八十代になればほぼ全員が脳にアルツハイマー型変化や脳梗塞のような変化を生じ、九十歳で六割、九十五歳では八割の人が認知症を発症します。また、ガンによる死亡率は五十歳を超えると十年ごとにほぼ倍増し、骨粗しょう症は七十代から女性に激増します。そして、こうした体の変調の主因はすべて加齢による老化です。

ちょっと暗い気持ちになりましたか。でも、もう少しがまんして読み進めてください。

本書は高年世代のための「勇気と癒《いや》しの書」です。

ところで、一般に年齢の高い人を指して、高齢者、後期高齢者、年寄り、老人、爺さん婆さん、ジジイババアなどといった呼び方がなされています。家族とか近親者が呼ぶならまだしも、私は他人を指してこうした呼び方をすることが気に入りません。高名なジャーナリスト、故むのたけじさんも自著『99歳一日一言』（岩波新書）の中で、「高齢者という言い方は侮辱である、青少年は低齢者か、歴代政府の「侮老」の高齢者政策はみんな落第だ」と政府を罵っています。たかが言葉じゃないかと思われるかもしれませんが、言葉が現実に作用するということはあるのです。誰しも他人から「おい、爺さん」なんて呼ばれると気分がいいはずがありません。

というわけで、本書では「高年」という言葉を使ってみることにします。中高年の高年です。高年も高齢も同じじゃないかと言われればその通りですが、近年の日本社会で流通する「高齢者」という言葉には差別的な匂いが仄《ほの》かに漂っています。かく言う私もこれまで著書の中では「高齢者」という言葉を使ってきましたが、最近はどうもしっくりきません。

さて、一口に高年と言っても各年代によってその特徴は異なります。それもかなり大きな差異があるというのが、長年にわたって高年者の医療にたずさわってきた私の実感です。

また、各年代における変化は基本的に負の側面を伴っています。しかし、心身の変化の実相を知ることは、充実した後半期の人生を送るために有益なことなのです。なぜなら、そうした変化を客観視することによって、後の章で述べるような対策を立てることができるからです。

以下、六十代、七十代と八十歳以降、という各ステージにおいて心身に生じる変化の特徴を要約しておきましょう。

六十代の特徴

まず、六十代。一般にこの年代ではまだまだ「現役感」が強く、仕事をはじめあらゆる事に対して意欲がありますが、ひとつ人生における大きな出来事が生じます。定年です。

政府統計によれば、非正規雇用を含めると日本における就業人口の八割以上が被雇用者、いわゆるサラリーマンです。そしてサラリーマン、つまり大部分の働く日本人には六十歳ないし六十五歳で定年を迎えるという宿命があります。

大方のサラリーマンにとって、定年は当人が自覚する以上に心身に大きな影響を与えます。とりわけメンタル面における打撃が大きく、臨床用語で言うところの不定愁訴《ふていしゅうそ》に似た症状、すなわち明確な理由や原因がないのに、眠れない、疲労感がとれない、イライラする、些細な事に腹が立ち抑制が効かない、といった自覚症状が往々にして出てきます。他方、何かをしようという意欲が減退し、鬱《うつ》症状を引き起こすことも珍しくありません。アメリカの老年医学界では六十五歳以上で鬱病を抱える患者が五％に上ると報告されていますが、定年がアメリカ以上に大きなインパクトをもつ日本では、その割合はさらに高いはずです。

第二章でも述べますが、こうしたメンタル面での変化がなぜ起きるかと言うと、定年の有無に関わらず五十代くらいから前頭葉の委縮が進み、「感情の老化」が始まっているからに他なりません。また、一般にこの頃から男性は男性ホルモンが減少していくことから、意欲が低下し感情の老化を促します。

ただ、六十歳前後であっても会社生活では否応なく社会性が求められることから、個人的な感情は抑制されています。定年を契機にそうした規範から解放されると、徐々に老化していた感情の負の側面が一気に発現します。要するに、タガが外れた状態になるわけです。

一般に、日本のサラリーマンの「会社」に対する依存度は極めて高く、会社は単に給与を得る場ではなく、そこに疑似家族のような共同幻想を抱いているように見受けられます。考えてみれば、通勤時間や残業時間を含めると一日のうち、ほぼ十時間程度は会社に関わって生活をしている計算になります。だらだらと残業し、仕事が終わっても真っ直ぐ家には帰らず同僚と飲みに行くといった光景は、一昔前までよく見られたものでした。嫌だ嫌だと言いながらも、実のところ日本のサラリーマン諸氏は会社が大好きだったのではないでしょうか。

年功序列・終身雇用という日本固有の労働慣習は、その良し悪しは別として戦後のある時期まで、日本経済の成長促進に絶大な威力を発揮しました。企業は一家であり、上から下まで一丸となり目標に向かって突き進む。現在の高年世代は、そうしたメンタリティをもって経済成長、経済大国化を牽引してきた世代です。何やかやと批判される世代ではありますが、えらいものです。「ご苦労様でした」と私は思っています。

もっとも、バブル経済が弾けた一九九〇年代、小泉政権の頃から構造改革という名の下にアメリカ式のグローバリズムを無批判に導入したことにより、年功序列・終身雇用という制度は崩壊しつつあります。会社の主役は社員から株主へと代わり、四半期毎の短期決算が重視され、千人、万人単位のリストラは珍しくなくなりました。また、中高年の従業員を対象としたリストラを進めるにあたって、リストラ候補とされた社員から仕事を取り上げ、小部屋に閉じ込めて何もさせないといった、いじめに近いようなことが大企業においてすら散見されるようになりました。

私のような精神科医の立場からすると、感情の老化が進行しつつある中高年に対するこうした所業は、ほとんど犯罪行為に等しいと言わざるを得ません。

ともあれ、会社が生活の中で大きな割合を占めるサラリーマンにとって、定年後の環境の激変は精神に直接影響を及ぼします。特に所属願望の強い日本人にとって、会社という「場」の喪失によりアイデンティティの揺らぎを引き起こすことが多々あります。精神分析で言うところの「対象喪失」です。加えて、会社という共同体の中で自分に対して敬意や親愛の情を示し自己愛を満たしてくれていた仲間を失うことによる「自己愛喪失」も重なります。

一方、既に述べたように六十代では「まだ人生はこれから」と思っている人が少なくありません。そのため、再就職を考える人も多いはずです。しかし、運良く再就職できたとしても、それまでの職場より待遇が良くなることはまずありません。また、自分より若い上司に尊大な態度で命令されたりすると、自尊心は大いに傷つくはずです。かくしてフラストレーションは蓄積し、感情の老化とも相まって精神は不安定になりがちです。

なお、先に述べたように五十代あたりから一般に男性は男性ホルモンが減少し、女性は男性ホルモンが増加するという不思議な逆転現象が起きるようになります。その結果、精神面で女性は行動的になり男性は行動意欲が減退するという傾向が出てきます。少し前に話題になった夫の定年を契機に妻の方から離婚を求めるという「熟年離婚」は、その典型的な例と言えるでしょう

さて、六十代ではもう一つ大きな問題が生起します。親の介護です。六十代の親ということは、八十代、九十代ですね。もちろん例外はありますが、大半の親が認知症その他を患い、通常のQOLを維持することが困難になっています。その一方、介護をする方も加齢が進み、この先心身が衰えることはあっても向上することはありません。いわゆる「老々介護」です。しかも、配偶者どうしの両親が生きていて要介護の対象だった場合、最大四人の介護を強いられることになるわけです。こうした状況下で、一般に義務感が強く生真面目な人ほど、介護は大きな負担となります。一所懸命になり過ぎるのです。その結果、共倒れという最悪の事態を招くことにもなりかねません。

このように、介護という問題は、寿命が延びた現代における非常にシリアスな問題となってい

ます。したがって、この介護というテーマについては、きちんとした認識と対策が必要になります。そのあたりについては、第五章で述べることにしましょう。

いずれにせよ、六十代という年代はまだまだ元気であり様々な可能性がある反面、人生における大きな心理的危機が生じる年代でもあります。

七十代の特徴と八十歳以降のステージ

七十代は、体力も見かけも個人差がかなり顕著になる年代です。こうした格差が生じるのは、もちろん生まれ持ったＤＮＡによるところが大きいのですが、それまでの生活習慣、すなわち日々の食事や運動の質、さらに自分の身体に対する意識の高低といったことによる影響も相当あります。

さて、六十代になると女性は男性ホルモンの増加により活動的になる一方で、女性ホルモンの減少により骨粗しょう症のリスクが高まります。そして、七十代ともなると骨密度が低くなり骨折しやすくなるこの骨粗しょう症に罹患する人が多くなるのですが、これはなかなかやっかいです。というのも、若い頃のように骨折してもすぐに治るというわけにはいかないからです。また、長期の入院によって、単なる骨折だけでなく認知症をはじめ体のあちこちに負の影響を与えることが現在ではわかってきています。その結果、骨折が引き金となって、車椅子の生活を強いられるようになったり、最悪の場合「寝たきり」状態になったりすることもあります。七十代の人、とりわけ女性にとって、まさに「骨折は万病のもと」となるので注意が必要です。

七十代後半になると、いよいよ高年世代を特徴付ける認知症の兆候が顕著になってきます。まだ、昨日の食事メニューが思い出せないといった軽微な記憶障害がほとんどですが、それでも十％近い人が認知症を発症しています。日本人の場合、その大部分はアルツハイマー型認知症と呼ばれるものであり、脳内にベータ・アミロイドというタンパク質が蓄積され記憶を司る海馬が委縮することによって発症します。

さらに、両親や配偶者、恩師、親友といった当人にとって大切な人たちの死に直面することが、それまでに比べて格段に増えてくるのもこの年代です。そして、そうした死を契機に鬱病を引き起こすことも少なくありません。六十代では定年がメンタル面での大きな危機要因であったのに対し、七十代では「死」が現実感をもって感受されるようになります。身近な人たちの死は、自身の体の衰えに対する自覚も相まって、否応なく自らの死に重ねて考えるようになります。

とは言え、昔と異なり七十代の大半は、まだ認知機能が正常であり歩行に不自由もしません。言い換えれば、自立した生活を送れる最後のステージであるとも言えます。したがって、自分に向き合い家族との関係を含めて八十歳以降のステージをどのように設計するか考えなければならない年代だとも言えるでしょう。

ところで、アメリカの人類学者バーニス・ニューガーデンは七十四歳までの高年を「ヤング・オールド」、七十五歳以降を「オールド・オールド」と命名していますが、日本でも六十五歳～

七十四歳を「前期高齢者」、七十五歳以降を「後期高齢者」と公的に区分されています。しかし、現在の高年世代を俯瞰してみると、私の実感としては八十歳以降を「オールド・オールド」と呼ぶのが妥当だと思われます。

さて、八十歳以降となると、あちこち体の不調を自覚することが格段に多くなり、日常の中でそれまでできていたことができなくなるという変化がはっきりと表れてきます。また、認知症をはじめガン、脳梗塞、心筋梗塞、肺炎などの発症率が高くなることから、他者による何らかの支援が必要になる年代でもあります。

このように、いくら努力してアンチエイジングに励んでいても、「老化」という自然の摂理を受容せざるを得なくなるのが「オールド・オールド」という人生のステージです。

このステージでは、何よりも心を平穏に保つことが肝要ですが、そのためには誰にでも平等にやって来る「老い」と「病」、そしてその先の「死」を受け入れる精神が必要となってきます。「終わり良ければすべて良し」と申します。幸福の定義は、人によってそれぞれ異なるでしょう。しかし、人生百年と言われる現在、六十代からの人生、すなわち後半の人生をどのような意識をもって送るかということは、とても大切なことだと私は思っています。

以下の章では、現在の日本社会における高年世代の位相、老化の意味、メンタル面・フィジカル面でのケア、そして充実した人生を送るための日常生活におけるちょっとしたヒントについて述べていきます。

なお、何事にも例外はあり、同じ年代でも個人差はもちろんあります。それも、かなりの差があるように見受けられます。したがって、本書ではあくまでマジョリティ、多数を占める人々を対象にした一般論を述べていることを念頭に置いて読み進めてください。

第一章　高年世代よ、反逆の旗を振れ

九十歳。何がめでたい

直木賞作家の佐藤愛子さんの著書に、二〇一六年（平成二十八年）に出版されミリオンセラーとなった『九十歳。何がめでたい』というエッセイ集があります。なかなか良いタイトルではありますが、この本では世の中の理不尽な出来事に毒づき、自分がついていけないテクノロジーの「進歩」に腹を立て、加齢により次々と起きる体の不調を嘆き、といった内容がウィットに富みユーモアに溢れた文章で綴られています。自分のことを「暴れ猪」と自嘲する佐藤さんですが、日々の生活の中で感じたことをストレートに表現し、近年流行りの「忖度《そんたく》」などどこ吹く風、その筆致にはある種の爽快感を覚えます。何より、世間の言説に惑わされず自分の感覚、感情を信じて物事を判断しているところがいい。「自分は自分、人は人」を地でいっているような人です。

佐藤さんは、二〇一九年（令和元年）十月現在九十六歳です。大したものです。まさに、「スーパー・オールド・オールド」と言えるでしょう。

ちなみに、この本は女性誌に連載された文章をまとめたものですが、佐藤さんは連載を始める前、『晩鐘』という小説を書き上げた二〇一五年（平成二十七年）、「書きたいことは書き尽くした」として一度断筆宣言をしています。ところが、のんびりと隠居生活を送っているうちに鬱々とした気分が続き、老人性鬱病を疑うようになります。ちょうどその頃、女性誌から依頼があり断筆を撤回して連載をスタート。すると、何週間か過ぎたある日、気がついたら鬱状態から抜け出していたそうです。佐藤さんは「人間は「のんびりしよう」なんて考えてはダメだということが、九十歳を過ぎてよくわかりました」と、本の最後に書いています。本書のモチーフにも関わりのある、なかなか興味深い話ではあります。

さて、本題です。ネットでは、いくつかの書評サイトでこの本が取り上げられています。その中のあるサイト（一般読者による読後感想をまとめたサイト）を何気なく覗いていると、一人の読者の感想が目にとまりました。貼り付けられたアイコンやハンドル名、文体や内容からして、おそらく三十歳前後の女性と推察されます。ここでは、仮にAさんとしておきましょう。

Aさんの感想文は「老害の極地にいるような人間を見た。こういう老人のために自分の税金が使われていると思うと辟易とする」という書き出しから始まって、「時代に適応しようとしていない」、「この老婆は自分中心に世界が回っていると考えている」、といった佐藤さんの人格に対する批判が続き、最後に「不快」という単語で締めくくられています。

日本では言論の自由が一応保障されています。したがって、公表された作品についてどのような批評を公表しようと自由です。ただ、当然のことながら、公表された批評に対する批評を公表することも自由だと言えるでしょう。

というわけで、Aさんには申し訳ないけれども、私もこのAさんの感想文を素材として取り上げさせてもらい、本章のテーマと関連付けて思うところを述べてみることにします。というのも、Aさんの一文には現在の高年世代をめぐる問題を象徴するキーワードが散見されるからです。

まず驚かされるのは、佐藤さんをこき下ろした文の冒頭で、いきなり「老害」という言葉が出てくることです。この「老害」という言葉がいつ頃から流通し始めたのかは定かではありませんが、一般に「老人に対する蔑称」と理解されています。要するに、差別用語です。しかし、実のところ「老害」なんてものはありません。

確かに高年世代の中に周りに迷惑をかける、つまり「害」をなす人間はいるでしょう。けれども、それは高年だからというわけではありません。害をなす人間はどの世代にもいます。それにも関わらず、「少年害」、「青年害」、「中年害」などと言わないのはどうしたことでしょうか。

おそらく、老害という言葉が最初に出てきた頃は、主として政治家や経営者を念頭に、年をとって判断力が衰えたにも関わらず、権力の座にしがみついて組織にディメリットを与える人物に対して使われたと思われます。しかし、そんな人物は極めて稀であるし、本当にディメリットを与えるような人間であれば、高年だろうと若年だろうと通常は組織から排除されるはずです。その人物が居座っているのは、その組織にとって何らかの意味があるからに他なりません。一方で、判断力のない若い政治家や経営者は世の中にいくらでもいます。二〇〇〇年（平成十二年）前後に起きたＩＴバブルの頃には、判断力のない若い経営者が掃いて捨てるほどいました。それでも「若害」という言葉は出てきませんでした。

つまるところ、「老害」という言葉は「老人はさっさと退場してくれ。でないと我々が権力を握れないじゃないか」という下の世代の形而下《けいじか》的な願望から出てきたのではないでしょうか。

次にＡさんは「こういう老人（佐藤さん）のために自分の税金が使われている」と書いていますが、大きな認識不足です。Ａさんがどれほどの税金を払っているのかは定かではありませんが、ベストセラー本をたくさん出している佐藤さんは、おそらくＡさんの百倍以上の税金を払っているはずです。税金をたくさん払っていることが社会貢献の一つであるとすれば、佐藤さんはＡさんを含めた多くの日本国民のために貢献をしていることになります。したがって、Ａさんは「辟易」するのではなく、佐藤さんの前にひざまずかなければならないでしょう。

Ａさんはまた、佐藤さんが「時代に適応しようともしない」とも書いていますが、一言で申せば「余計なお世話」ではないでしょうか。佐藤さんが現代のテクノロジーを使いこなさなくても誰も困りません。また、佐藤さんが現在の風潮に迎合しないのは本人の自由です。当たり前のことですが、パソコンやスマホを使えなくても、フェイスブックやツイッターで発信できなくても、他人から非難される筋合いなどないのです。そして、このようなテクノロジーは使えなくても佐藤さんは前述のようにお金を稼ぐ能力があり、社会に対する影響力を持っているのです。

さらに、Aさんは佐藤さんが「自分を中心に世界が回っていると考えている」と書いています。だから、周囲は迷惑すると言いたいのでしょうが、Aさんを含めたすべての人間は自分が世界の中心だと潜在的に意識しています。自分が在って世界が在る、人間の自意識とはそういうものであり、人間が人間であるための実存的真理です。

そもそもこの本のどこをどう読んでも、佐藤さんは迷惑をかけられることはあっても他人に迷惑なんかかけていません。佐藤さんは、自分の頭で考えたことを、そのまま率直に述べているだけです。

ちなみに、解剖学者で批評家の養老孟司さんは、あるインタビューで佐藤さんの本について、「大笑いしながら読んだ。暗く書くと大変なことになる話を、明るく書くからいい」「理屈ではなく、感情的にもっともだという気にさせてくれる。佐藤さんは決してお説教はしない。説教をしないでわからせるのが上手」と評しています。

最後に、Aさんは感想文を「不快」という言葉で締めくくっています。それでは、Aさんはなぜ佐藤さんの本を不快だと思ったのか。一つには、佐藤さんが予定調和を排し、徹頭徹尾自分の頭で考え判断したことしか書いていないからでしょう。ある事象に対し新聞やテレビ、あるいはネットの言説によって多数の人々が何となく納得している常識らしきもの、要するに「世間の空気」をまったく読まず、しかも歯に衣を着せることなくズケズケと自分のオリジナルな意見を述べているからだと思われます。つまり、「言いたい放題言いやがって」という反感から不快感を覚えたのでしょう。

ただ、ここまで述べてきたように、Aさんの佐藤さんに対する批難には、論理的な根拠がありません。本の中で述べられているどの部分がどう問題なのかという指摘もまったくありません。要するに感情論です。「老婆」という蔑称を使っていることからもうかがえるように、おそらくAさんは佐藤さんの意見の良し悪しではなく、佐藤さんが九十歳を超えた老人であること自体が不快なのです。とどのつまり、老人が嫌いなのです。老人は社会のお荷物でしかなく、自分たちに不利益をもたらす存在だと思い込んでいるのです。そして、こうした感性はひとりAさんだけではなく、政府を含めた日本社会全体を覆っているように見受けられます。

先に「老害」について述べましたが、Aさんのような人たちにとっては、老いた権力者だけでなく、すべての高年者が「老害」を社会に撒き散らす嫌悪の対象となっているのではないでしょうか。

弱者への差別と攻撃が蔓延する日本

確かに、格差社会の出現により、若年層の貧困率が高くなっていることは事実です。しかし、それは高年世代の責任ではなく失政の結果でしかありません。また、少子高齢化社会を招来させたのも高年世代の責任ではありません。そして、社会的な不満の矛先は通常為政者に向かうはずなのですが、なぜかそうはならず高年世代に向けられているところに問題の根深さがあります。

現在の日本社会には、「老若」という世代間で分断されるという状況が現出しています。もちろん、これまでも世代間の断絶はありました。「近頃の若い者は」、「年寄りは頭が固くて」といった言葉は、それぞれの世代の常套句《じょうとうく》となっていました。しかし、いままでの世代間断絶は、それぞれの時代を背景にしたイデオロギーや価値観の違いから生じたものであり、決して「老いていること」自体が憎悪の対象となったことはありません。

しかし皮肉と言うべきか、こうした社会を主導しているのは、実のところ富と権力を握るひと握りの「高年世代」に他なりません。彼らは、同世代の大衆に対する共感をまったく持ち合わせず、大部分の貧しい若者たちも彼らの眼中にはありません。最悪です。

近年の日本社会では、高年者だけではなく、在日の人々、性同一性障害の人たち、知的障害者、生活保護費受給者など、つまり社会的弱者に対する差別が大手を振ってまかり通っています。こうした今の日本に蔓延する「強きを助け弱きを挫く」といった感性は、私などからすると異常としか思えません。しかも、それは貧困を強いられている弱者が別の弱者を叩くという倒錯した現象となって現れ、結果的に強者だけを助けているのです。

最近、自民党の杉田水脈《みお》という女性国会議員が「LGBT支援の度が過ぎる」と題したコラムを月刊誌に寄稿し物議をかもしました。このコラムの主旨を要約すると、「LGBT（性的マイノリティ）の人たちは子供を産めないので、生産に貢献せず社会の役に立たない。そんな生産性のない人たちの支援のために税金を使うのはいかがなものか」というものです。

それに対して、ジャーナリストの江川紹子さんは、ネットのニュースサイトで大要次のように批判しています。

杉田議員は「そこに税金を投入することが果たしていいのかどうか」などと述べ、ＬＧＢＴの人たちにあたかも多額な税金が投入されているかのような錯誤を読者に与えている。しかし、実際にそのような事実はなく、ＬＧＢＴ関連での税金支出はほとんどない。各省庁の中で関連予算が計上されているのは人権擁護局を抱える法務省のみであり、平成二十九年度の予算では「ＬＧＢＴの人権問題対策の推進」費用としてわずかに一三〇〇万円が計上されている。これは法務省予算の〇・〇一七％、国の一般会計予算の〇・〇〇〇〇一％である。また、地方自治体では、札幌市や世田谷区で二〇〇万円。渋谷区は男女共同参画と合わせて一三〇〇万円だが、それでも予算総額の〇・〇一％に過ぎない。また、ＬＧＢＴのカップルについて「子供を作らない、つまり生産性がないのです」と子供を産まない（産めない）人たちに対して差別的な評価をし、支援に否定的な主張をした。この論法だと、重度障害者や高齢者なども、生産性がないとして政治から切り捨てられかねない。相模原市の「津久井やまゆり園」で十九人を殺害した男の「重度の障害者は安楽死させた方がいい」という優生思想を想起して、ぞっとした人も少なくないだろう。

公的支援、すなわち「税金の支出」をテーマにしているにも関わらず、その基本的エビデンス

（根拠）である予算さえ調べていない。私は常々、こうしたエビデンスを無視し「気分」で物事を断定する傾向を、日本人の悪い習性だと思ってきました。

それはともかく、本人は知的で冷静な意見表明と思っているのかもしれませんが、杉田議員が述べているのは単なる感情論です。それに、「子供を作らない（作れない）」ことが悪いと言うのであれば、まず自分のボスであり子供のいない安倍首相を、真っ先に批判するべきでしょう。

選良であるはずの国会議員からしてこのレベルです。そういえば、ロシアと戦争して北方領土を取り返せと発言した野党議員もいましたが、最近の政治家の劣化は目を覆わんばかりです。まったく、泣けてくるではありませんか。

ところで、エビデンスを無視した杉田論文に対する江川さんの批判はもっともですが、私が非常に気になったのは杉田議員が使った「生産性」という言葉です。なぜなら、高年者をはじめとする社会的弱者を差別し攻撃する連中に共通しているのが、表現は異なっても、まさにこの「生産性」の高低を論拠にしている点だからです。

彼らに決定的に欠落しているのは、一言で申せば「明日は我が身」という想像力です。一寸先は闇、明日何が起きるかなんて誰にもわかるはずがありません。自分が歳をとって動けなくなったり、生まれてきた自分の子どもが難病を抱えていたり、自分や家族が突然起きた事故で身体障碍者になったりした時、あるいは自分が鬱病を患った時（女性の場合の生涯有病率は二十五％とされている）、生産性がどうのこうのなんて言っていられるでしょうか。彼らは、そんなことさえ想像できない。要するに馬鹿なのです。

ひねくれ者の保守主義者を自認する私としては、倫理やモラル、人権やヒューマニズムといった麗句を大上段に振りかざすのは好きではありません。では、共同体はなぜ弱者を保護支援しなければならないのか。それは、情緒的な理由に基づくものではなく、いつ何が起きるかわからない人生を生きる共同体の構成員にとって、ある種の保険であり互助制度であるからです。その資金が税金です。そんなことは今さら言うまでもなく、社会的動物である人類に大昔から備わった知恵であり常識です。

杉田議員のような言説がまかり通るようになると、そのうち視覚障碍者のために駅のホームに設えられた突起や、高年者のためのスロープ、車椅子用のトイレ、といった弱者のための支援は、すべて税金の無駄遣いということになりかねません。それは極論だと言われるかもしれませんが、論理的に詰めていくとそういうことになるのです。

いずれにせよ、現在の高年世代をはじめとする弱者への差別や攻撃は、もはや社会的病理と言えます。つまるところ、現在の日本は病んでいるのです。

政治のツケを高年世代にまわすんじゃない

現在、日本国の借金は、一〇〇〇兆円を超えています。なるほど、想像を絶する額の借金ではあります。この借金額は、もちろんダントツで世界一です。それでは、なぜ国はこのような途方もない借金を抱えることになったのでしょうか。

政府によれば、高齢者が増えたから年金や福祉予算も膨大になった、それが原因だ、ということになっています。また、大半のメディアもそれを追認しています。要するに、財政赤字の原因をすべて高年世代の存在に押し付けているわけです。そして、「子や孫の世代に借金のツケを残してはならない」という美名のもと、政府は年金の引き下げや医療費の自己負担額増額といった福祉予算の圧縮に邁進しています。

実にけしからん話です。現在の高年世代は、何も悪いことはしていません。一生懸命に働いて、たくさん税金を払ってきたにも関わらず、なぜ「公共の敵」であるかのごとき扱いを受けなければならないのか。また、政府はそうした空気を助長するようなアナウンスをしていいのか。そもそも、少子高齢化社会の出現はずっと以前からわかっていたことです。

政府は財政難を福祉のせいにしていますが、それは一つの要素でしかなく、基本要因は低成長経済への移行、バブル期とその後の経済運営、成長戦略、財政の効率的運用、少子高齢化対策など、歴代自民党政権による諸々の経済失政が重なり歳入が減ったことにあります。

財政悪化の原因を福祉に求めるという構造は昔からあり、自治体でも同じです。東京都を例にとると、一九七〇年代、当時の美濃部亮吉知事は、高年世代の医療費や都営交通の無償化を実施しました。後に都の財政は一〇〇〇億円ほどの赤字となりましたが、その主因はオイルショックによる税収減でした。それにも関らず、政府やマスコミによって借金が増えたのは福祉のせいだと言わんばかりのキャンペーンが展開されました。そのため、次代の鈴木俊一都知事は、高年を対象とした医療無償化の廃止や公務員の給与引き下げを強行して、都財政の赤字解消に成功します。しかし、予算をカットすれば黒字になるのは当たり前であり、誰にでもできることです。しかもその後、鈴木知事が強引に進めた臨海副都心開発で、都は二兆円もの借金を抱えることになりました。

考えてもみてください。二十年ほど前、まだ高年世代の数がそれほど多くなかった頃、国は既に七百兆円もの借金を抱えていたのです。主因は、バブル崩壊後の処理の拙劣さ以外に、それまで積み重ねてきた不要不急の公共施設や土木工事、それにドイツや韓国と比較しても異常な額の在日米軍基地への思いやり予算やアメリカからの割高な武器購入といった防衛関連予算にあります。そのすべてに、税金が投入されてきたのです。私は、公共投資や軍事的安全保障に歳出をさくことを無意味だと言っているわけではありません。要は、その内容と使い方のバランスであり、政治家の能力と職業倫理が問題なのです。

断言できますが、膨大な財政赤字の原因は決して高年世代の存在にあるのではなく、明らかに政府の失政にあります。それにも関わらず、政府はこれまで一度として反省の弁を述べたことはありません。

そもそも、高年世代の医療費は現在でもＧＤＰ比約二％、政府やマスコミが印象付けているほど大きな額ではありません。また、年金に関しては、これまで真面目に働き、せっせと年金保険料を払い続けてきた大部分の高年世代が、一方的に支給年齢を引き上げられたり、「介護保険料」という名の課税をされたり、支給額を減額されることに対して反発するのは当然なのです。

ところで、自民党は二〇〇四年（平成十六年）小泉政権の時に、年金の「百年安心プラン」なるマニュフェストを掲げました。後の自民党政権もそれを引き継ぎ喧伝《けんでん》しています。新聞やTVニュースの解説を詳しく読み込む習慣のない人々は、「そうか、年金だけで百歳まで安心して暮らせるのか」と思ったはずですが、それは大きな誤解です。百年安心プランとは、年金制度を百年間は維持できるという意味です。しかし、そんな宣言にはまったく意味がありません。なぜなら、支給年齢を引き上げたり支給額を減額したりすれば、何年だって維持できるに決まっているからです。国民を馬鹿にした実にタチの悪い詐術です。

一方、二〇一九年（令和元年）に金融庁は、平均的な年金（約二十万円）を受給する六十五歳の夫婦が九十五歳まで生きるとして、年金だけでは生活費が二〇〇〇万円不足するという報告書を公表し、高年世代のみならず全国民に冷水を浴びせました。「安心プラン」は安心できないと公表したわけであり、当然国会でも問題になりました。麻生太郎金融担当相は「正式な報告書としては受理しない」と釈明し、安倍首相は周辺に「金融庁は大バカ者だな。こんなことを書いて」と漏らしたそうです（朝日新聞）。選挙を意識した政府は火消しに躍起になりましたが、金融庁は単に「不都合な真実」を公表したに過ぎません。

もっとも、投資銀行や証券会社を管掌《かんしょう》する金融庁の思惑は、この報告書を公表することで、個人投資による資産形成という「自助努力」を促すことにありました。しかし、これはこれでまた大きな問題です。後の章で述べますが、私は認知症の予防という観点から株取引が悪いことだとは思いません。ただし、それは資産形成が目的ではなく、脳を活性化するのに一定の効果があるからです。したがって、損をしてもかまわないという範囲の余裕資金で行うという前提があるのは言うまでもありません。当たり前のことではありますが、利益が保証される投資などあり得ず、原理的には博打《ばくち》と変わりありません。博打を国が勧めていいのか。そうした投資でなけなしの老後資金が目減りした時、金融庁はどう責任を取るつもりなのでしょうか。

ともあれ、年金制度は一般の国民にとってブラックボックスのようなわかりにくい構造になっています。そういえば、第一次安倍政権の時、国民が支払った年金の記録を消失した、旧社会保険庁による「消えた年金記録」という前代未聞の不祥事がありましたね。

いずれにせよ、政府は罪もない高年世代に責任転嫁などせず、頼むから真面目に仕事をしてくれと思う今日この頃の和田秀樹です。

それにしても、近年の高年世代に対する差別は少々度が過ぎているように思われます。また、政府やマスコミは、社会的矛盾の責任を高年世代に押し付けるような言説を理路整然と垂れ流し、差別を助長しています。以下、いくつかの事例をあげながら、高年世代に対する差別の実態について考えてみましょう。

医療現場における高年者差別

加齢により体にいろいろな不調が出てくる高年世代にとって、病院はとても身近な存在になっているはずです。しかし、その病院の医療現場でも、残念ながら高年患者に対する差別がまかり通っているのが現状です。高年を差別するという昨今の風潮は、どうやら医者たちにも伝播しているように見受けられます。

高年になって病院に行くと、「お年だから仕方ありません」と言われることが多くないでしょうか。たとえば、物忘れがひどい、夜中に何度も目が覚める、意味不明な発言をする「せん妄」と呼ばれる意識障害が時々ある、そうした症状を訴えると、すぐに認知症と決めつけて「治らない」と断言する医者は少なくありません。たとえば、物忘れが生じ着替えもしなくなった高年の人がいるとします。もちろん、認知症である可能性もあるのですが、それらの症状は鬱病にも多々みられるものです。そして、鬱病は治る病気です。要するに、多くの医者に高年＝認知症という先入観があり、鬱病を疑うことをしないのです。

医者の高年患者に対するこうした安易な対応は問題です。ただ、現在の高年医療の現場における最も大きな問題は、一言で言い表すなら「命の軽視」です。そして私は、高年だろうが若年だろうが、その命に軽重はないと考える者です。

近年、高年の入院患者に対して意図的に治療をしないという傾向があります。寝たきりの高年患者が肺炎になった場合など、「点滴で一時的に肺炎が治っても単なる延命治療でしかない」という理由で、家族に治療しないことを勧めるといったことが現実にあるのです。なぜか。入院が長期になると保険の点数は下がるし、医療費の定額制が導入されたことから点滴をしてもしなくても病院に入る収入は同額であるからです。つまるところ、「金」の問題です。言うまでもなく肺炎は高年者の死亡原因の中でも上位を占める疾患ですが、抗生物質の投与で治る可能性が高いにも関わらず、薬剤を処方しない。そして、その理由は「もう寿命だから」というものです。

一方、「寝たきりや認知症になってまで生きていたくない。そうなったら尊厳死、安楽死を選ぶ」と公言する高年の著名人が多いのにも困ったものです。私は、彼らが尊厳死などと言えるのは本人がまだ元気だからだと思っています。

もちろん、人によってそれぞれ人生観や価値観は異なるだろうし、尊厳死を選ぶというのも一つの見識かもしれません。しかし、それをあたかも正論であるがごとく述べるのは非常に問題です。なぜなら、社会的影響力が大きい人物の発言は、高年世代ではない人々にそれが「普遍的に正しいこと」だと受け止められやすいからです。そして、家族であっても「このまま生かしておくのはかわいそうだ」と考え、延命治療を拒否することに抵抗がなくなるからです。また、先に述べたように医師も治療をしたくないと思っていることを考え併せると、「延命治療はすべて正しくない」ということになりかねません。

例外はあるでしょうが、長年にわたって高年の患者に接してきた私の臨床経験から言うと、認知症や寝たきりになった患者のほとんどは生きていたいという意思を持っています。また、例外的に「死にたい」と訴える患者は、鬱病を併発している場合が多いのです。そもそも、生きたいという意思は人間に備わった本能です。したがって、たとえ家族といえども本人の意思とは無関係に、かわいそうだと勝手に決めつけて治療を中止するのは、やはり高年患者に対するある種の差別ではないでしょうか。

繰り返すようですが、高年であろうが若年であろうが命は等しく大切であり、医療現場における高年者に対する命の軽視は非常に大きな問題だと私は考えています。

定年という差別制度

序章でも述べたように、日本のサラリーマンは六十歳ないし六十五歳になると、定年という制度によって会社生活に別れを告げます。社長をはじめとする経営スタッフになることができれば別ですが、ほとんどの社員は能力や働く意欲のあるなしに関わらず、会社から追い出されます。そして、日本の労働者はそれを当たり前のように従容《しょうよう》として受け入れています。もっとも、近年は定年後も嘱託という身分で数年間は働ける企業も増えているようです。ただ、その場合でも役職はなくなり、給与も大幅に下げられボーナスも支給されないのが一般的です。つまり、日本の企業では雇用の基準が年齢になっているわけです。

しかし、よく考えてみれば、おかしな話ではあります。まだ能力があり会社に貢献できる人材でも、一定の年齢になると一律に解雇されるという制度、すなわち年齢による差別制度は理にかなっている制度とは言えません。

そういえば、自民党は二〇〇〇年に比例区の議員に対して、衆議院は七十三歳、参議院は七十歳の定年を設けました。そして二〇〇三年（平成十五年）、小泉政権の時に八十代であり、既に故人となった中曽根康弘と宮澤喜一という二人の首相経験者が引退に追い込まれています。老害だというわけです。小泉政権では「新陳代謝と若返り」が掲げられましたが、それも考えてみればおかしな話です。言うまでもなく、政治家という職業には一般企業の社員よりはるかに大きな責任が求められます。つまり、高い能力が必要とされるわけです（もっとも最近では果てしなく劣化が進んでいますが）。中曽根と宮澤という政治家の思想信条に対する評価は別として、少なくともその能力に関しては、二〇〇三年の時点においても若い政治家とは比べものにならなかったはずです。

その点、欧米では「年齢差別禁止法」があり、能力があるうちは解雇することができません。ただし、能力がなければ若くても解雇の対象となるので、それはそれで厳しい社会だとも言えます。

また、アメリカの年齢差別禁止法は、採用に関しても年齢で差別してはならないとされています。たとえば七十歳の応募者が二十代の応募者より採用試験で一点でも高ければ、七十歳の応募者を雇わなければならないわけです。

ともあれ、政府は口を開けば「少子高齢化社会」を言い立てて自分たちの失政を糊塗《こと》していますが、少子高齢化による労働力不足が問題だと言うのであれば、まず雇用に関する年齢差別を撤廃するべきではないでしょうか。

団塊世代の履歴書

本書の読者は、「団塊の世代」という言葉をもちろんご存じだと思います。二〇一九年（令和元年）現在、高年世代の中核をなすのは、他ならぬ「団塊の世代」と呼ばれる年代層であり、七十二歳〜七十四歳の「ヤング・オールド」に属する人たちです。

ちなみに、「団塊の世代」というネーミングは、元通産官僚の評論家・作家だった故堺屋太一さんが著した小説のタイトルによるものです。

現在の高年世代である団塊世代とその前後の世代は、概《おおむ》ね同じような時代的感性を共有していると思われます。したがって、ここでは「団塊の世代」の来歴について簡単に振り返り、その世代的特徴を述べてみたいと思います。

団塊の世代を特徴付けるのは、何と言っても日本史上画期となった同一世代における人口の多さです。この世代は、敗戦後間もない一九四七年（昭和二十二年）〜一九四九年（昭和二十四年）に生まれ、その数は約八百万人にのぼります。ちょっとすごい数ですね。

太平洋戦争では、軍民併せて三百万人以上の日本人が死亡しましたが、それでもなお敗戦時には内外に展開する軍人や軍属が六百万人以上いました。そして、戦争終結を機に彼らが一斉に復員してきたわけですが、その大半は悲惨な戦争を何とか生き延びた若い男子たちでした。彼らのうち既婚者は妻のもとへと帰り、未婚者は次々と結婚し、せっせと子づくりに励むことになります。いわゆる第一次ベビーブームです。このブームの中で生まれたのが現在の「団塊の世代」と称される人たちなのです。また、ベビーブームの余波はその後もしばらく続き、一九五〇年代前半の出生率は高止まりしています。

そんなわけで、当時の都市部の学校は、一クラス五十人前後、一学年十クラス以上あるのが普通でした。そのため、団塊の世代は学校でも職場でも熾烈な競争に晒されながら生きてきました。団塊の世代が「競争の世代」とも言われる所以です。そして、その競争的環境は日本社会にとって確実にプラスに働きました。

余談ではありますが、私は「競争」を有益だと考える者です。競争には、個々の人間を鍛え、結果的に全体のレベルを向上させるという原理があるからです。

一九八〇年代から一九九〇年代にかけて、競争的環境の中での「詰め込み教育」は問題だとして、個性重視、思考力をつける、生きる力の育成、といった方針を掲げる「ゆとり教育」が教育の現場に導入され、教科書は薄くなり授業時間は削減されました。その当時、私は思わず「何でやねん！」と心の中で激しくツッコミを入れたことを覚えています。あっ、言い忘れていましたが私、大阪出身です。

それはともかく、「ゆとり教育」を導入した結果は惨憺《さんたん》たるものでした。それ以前と比べて健全な個性を有するようになったわけでもなく、思考力がついたわけでもない。そして、ニートや不登校、引きこもりに象徴されるように、生きる力は逆に衰退しました。結局、この教育指針が遺したのは単に全体の学力の著しい低下だけでした。二〇〇〇年代になって「ゆとり教育」は見直されることになりましたが、遅きに失した感は否めません。また競争否定の思想は、今度は入試改革の形で引き継がれます。いずれにせよ、かわいそうなのは、この「ゆとり世代」です。

一方、「詰め込み教育」を受けた団塊の世代は、学校での勉強に落ちこぼれても職場の競争の中で個々の能力を向上させていることから、労働者の全体的なスキルは世界的にみても極めて高かった世代だと言えます。

ちなみに、この世代の大学進学率は二十%に満たず、大半は中卒・高卒で就職しています。とりわけ地方の中卒者は「金の卵」と呼ばれ、集団就職で大都市の中小の工場や商店に就職し、高度成長を底辺で支えた人々でした。こうした中卒の人たちにとっても、小中学校で強いられた競争と「詰め込み教育」は、それぞれの職場において何らかのかたちでプラスの影響を与えたはずだと私は考えています。

ともあれ、競争のない環境下では人間に備わった諸々の潜在能力は向上しない、というのが私の持論であり、団塊世代の来歴はそれを象徴していると考えています。

話を戻します。一九四五年（昭和二十年）の敗戦時、米軍の無差別爆撃や原爆投下によって数十万人の一般市民が殺戮され、東京をはじめとする主要都市はすべて焼け野原となり、生産設備はことごとく破壊されていました。アメリカを主体とした連合国軍の占領下にあった敗戦直後の日本は混乱を極め、都市部の人々はバラックを建てて夜露をしのぎ、その日の食料にも事欠くような状況でした。

それでも、戦争の悲惨さとは比べものになりません。団塊の世代の両親たちは貧しくはあっても平和の有難さを噛みしめながら、復興に邁進することになります。戦争に動員されたこの世代は、その日を生きるためにとにかくよく働きました。その結果、日本は高度成長時代を経て一九六八年（昭和四十三年）には西ドイツを抜き、ＧＤＰ世界第二位の経済大国に成り上がります。朝鮮戦争特需などいくつかの外的要因はあったにせよ、焼け跡からわずか二十年あまり、まさに奇跡と言う他ないスピーディな復興でした。

団塊の世代は、そうした親たちから戦争の悲惨な実相を直接語り継がれ、また毎日必死に働く親たちの姿を直に目にしながら育った世代です。そのため、戦争に対する強い拒絶反応と「労働」に大きな価値を置くという感性を、親の世代から受け継いでいるのもこの世代の特徴です。

ただ、団塊の世代とその親たちの世代では明確に異なる特徴もあります。

団塊世代は、良くも悪しくもアメリカから強制的に与えられた「戦後民主主義」をシャワーのように浴びて育った世代です。そのため、親の世代に比べると、自分の意見を自由に言えるようになったことは、大きな世代的差異だと言うことができます。

文化的な面では、テレビを視聴する習慣を持つ最初の世代でした。この世代は、全国一律に放映されるテレビの影響から流行に敏感で、青年期になると衣服や音楽をはじめとする生活スタイルに強いこだわりを持つようになります。ビートルズやローリングストーンズは彼らのアイドル（偶像）でした。ファッションという概念が初めて流布されたのもこの世代です。現在に至る若者文化のベースは、団塊世代によってつくられたと言ってもいいでしょう。また、見合い結婚ではなく恋愛結婚が主流となり、結婚後は親元を離れ核家族化が進んだのもこの世代の特徴です。「ニューファミリー」という言葉が流行したのも、彼らの新しい家族観によるものでした。

一方、団塊世代の大学生たちは、一九六〇年代末期に過激な学生運動を経験しています。その主張はいささか独善的ではありましたが、日本各地の大学で全学共闘会議（全共闘）が組織され、大学改革運動やベトナム反戦運動に身を投じた大学生は少なくありません。

しかし、一九七〇年代に入ると、大衆の意識と乖離した学生運動は急速に衰え、卒業生たちの大半は就職し、今度はバリバリの「企業戦士」として猛烈に働き始めます。競争に揉まれて育ったせいか、どうもこの世代は自分の置かれている環境の中で「戦う」ことが好きな世代だったようです。

さて、団塊世代が働き盛りだった四十歳前後に、バブル景気によって日本経済はピークを迎えます。人手不足は慢性化し常に仕事は忙しく、彼らはよく働き、またよく遊びもしました。バブルの真っただ中で流行った栄養ドリンクのテレビCMで繰り返されたキャッチコピーは、「24時間働けますか」というものでした。実に象徴的なコピーです。現在なら「ブラック企業」を擁護

していると され、間違いなくアウトでしょうね。

ともあれ、良し悪しはともかく、やはり競争をくぐり抜けてきたことから、この世代にはある種の精神的耐性があったように見受けられます。

バブルのピーク一九八九年、日経平均株価は四万円に迫り、日本全土の土地価格がアメリカ全土の土地価格の二倍、大学生はもとより女子高生までブランド品を身に着けるという、どう考えても異常な時代ではありました。しかし、異常なことはそう長く続くものではありません。一九九〇年初頭、あっけなくバブル経済は崩壊し、以後底なし沼のような経済の低迷が三十年にわたって続くことになったのは周知の通りです。そして、バブルを生起させたのも崩壊後の拙劣な処理も、その一次的責任はすべて政府にありました。

以上述べてきたように、団塊の世代は日本の高度成長期とバブル景気をともに経験してきた世代です。また、戦争に動員されることもなく、少年期には貧しさの意味を知り、昨日より今日、今日よりは明日が必ず良くなるという日本の戦後を体感してきた世代であり、ある意味で精神的には幸せな世代だったということもできます。少なくとも、これまでは。

令和元年現在、団塊の世代は七十代前半の「ヤング・オールド」であり、まだ大半の人が普通の自立した生活を送ることができているはずです。したがって、自分たちに対する差別や攻撃に対して声をあげることは可能なのです。

反逆の旗を振れ

格差社会と呼ばれる現在、若年層で貧困率が上昇しているのは事実です。しかし、今の高年世代の成長過程に比べると、物質的にははるかに豊かであることもまた事実なのです。

高年世代の少年期、都市部では貧しいながらもようやく皆屋根の付いた家に住み、一日に三度の食事がとれるようになりました。それでも、学用品や衣服は兄や姉のお下がりを使い、衣服が破れたらツギをあてるのが当たり前でした。また、多くの都市世帯では内風呂がなく銭湯に通っていました。大学生になっても、ほとんどの学生は木造アパートの風呂が付いていない三畳か四畳半の部屋で暮らしていました。今の若い人には信じられないでしょうが本当のことです。

ただ、面白いことに高年世代の人たちに聞くと、当時は誰も貧しさを実感していなかったと言います。なぜなら、他の皆も同じように貧しかったからです。共同体におけるこうした集団心理は興味深く、社会の在り方を考える時、示唆的でもあります。

戦後一九七〇年代くらいまで歴代の自民党政権と官僚たちは、いろいろ悪事を働いてきたかもしれませんが、少なくとも政策のマクロ面では中産階級の極大化をテーマにしていたように思われます。たとえば、一九六二年（昭和三十七年）の所得税最高税率は七十五%、住民税は十八%、併せて何と九十三%の税金を富裕層は支払っていました。そして、学生運動はあったものの民心は総じて安定していました。その頃の日本は、先進国の中でも飛び抜けて格差のない国だったのです。その一方、松下幸之助に象徴されるような世界的企業を創出した人物や、自らの才覚で大きな財を成した人物もたくさんいました。

社会主義的感性を有した資本主義国家。戦後ある時期までの日本は、そうした世界的に見ても特異な国であったと言えるかもしれません。

ヨーロッパには、「ノブレス・オブリージュ」という一般倫理を表す言葉があります。直訳すると「高貴なる義務」という意味であり、元はフランス語ですが英語圏でもそのまま使われています。要するに、権力や財産、社会的地位を有している者は、その他の民衆に義務を負っているということです。かつての日本における富裕層は、多額の税金を払うことによって意図せずしてそれを実践し、富の分配に貢献していたと言えるでしょう。

公正な競争的環境の中で、個人が努力と創意工夫によって富を得ることは、何ら悪いことではないと私は考えています。ただ、その富は市場という名の「一般大衆」という存在があってこそ獲得できるわけです。したがって、成功者が自ら得た富の一部を、税金というかたちで大衆に還元するのは当然のことではないでしょうか。

ところで、誤解を怖れずに言えば、金銭や下半身などに関わる私的モラルはだらしなくても、国民の安全を守り福利厚生を向上させるという公的モラルを堅持する政治家は、能力のある政治家であり良い政治家だと私は考えています。

そういえば、田中角栄という政治家は自らの政治信条を問われて、「戦争はしない」「国民を飢えさせない」と答えたそうです。シンプルではありますが、日本の政治家にとって最も重要なミッションではないかと私は思うのです。

ひるがえって、現在（令和元年）の政権はどうでしょう。アメリカのご機嫌をとるために安保法制を強引に成立させ、アメリカの国益に沿った戦争に自衛隊を派遣できるようにしました。また、小学生の給食費も払えない家庭が激増しています。さらに言えば、「社会保障費を充実させるために消費税を十％にする」と言っておきながら、増税した途端に「社会保障費を抑制する」とは、いったいどういう了見なのか。

また、安倍政権は「アベノミクス」という奇妙な標語を掲げて、株価を上げるために富裕層や大企業を優遇する税制改正を行い、日銀には「異次元の緩和」という掟破りの金融政策を強行させました。その結果、確かに株価は上がり、与党は景気を浮揚させたと言って成果を誇示しましたが、それがどうしたと言うのか。大企業のみ潤い、しかもその利益はほとんど内部留保にまわされました。株価が上がっても大部分の国民にはその恩恵が及ばず、税金だけは上がりました。安倍首相は「いま日本は躍動感がみなぎっている」とのたまっていますが、嘘でしょう。貧困率は改善されず、格差も解消されていません。それどころか、高年世代の貧困率も上昇しています。

経済理論の一つに「トリクルダウン理論」と呼ばれるものがあります。要するに、富裕層が富めば結果的に富は貧困層にも浸透（トリクルダウン）するというものであり、現在の政府や富裕層など社会的強者がよく引用したがる理論です。けれども、そんな理論に何ら裏付けがないことは、今の現実を見れば明らかです。トリクルダウンは、かつての日本のように「ノブレス・オブリージュ」を政策として採用してこそ初めて現実のかたちとなるのです。

実際、数字をみると日本の貧困化は深刻です。OECD加盟の主要国における実質賃金の推移をみると、一九九七年（平成九年）の時点ではほぼ同じでしたが、その後日本を除く各国は右肩上がりに上がっていますが、日本は緩やかに下がっています。一九九七年を一〇〇とすると、二〇一六年（平成二十八年）でスウェーデン一三八・四、オーストラリア一三一・八、フランス一二六・四、イギリス一二五・三、デンマーク一二三・四、ドイツ一一六・三、アメリカ一一五・三、日本八九・七となっています。つまり、日本の一人敗けです。

一方、財務省の発表によると、所得に占める税金や社会保険料の割合「国民負担率」は二〇二〇年度（令和二年度）から〇・七％増加し四四・六％と過去最高になります。一九七〇年度（昭和四十五年度）の国民負担率は二四・三％でしたが、その後上昇し続け第三次安倍内閣発足の二〇一四年度からは七年連続で四割を超えています。

ちなみに、北欧やEUの主要九カ国の国民負担率は六〇％を超えていますが、教育や医療をはじめとする福祉制度が日本とは比べものにならないくらい手厚く充実しています。その点、日本では国民負担率がほぼ半世紀で八割も上がりながら、政府は「年金だけでは二〇〇〇万円足りなくなるから各自投資などで自ら稼ぐように」と一方的に宣言し、その一方で社会保障費は削減され続けています。それでも賃金が上がっていれば救いはあるでしょうが、二〇〇〇年以来G７の中で日本だけが下がっているという状況です。税金は上がり、社会保障費と賃金は下がる、まさに三重苦です。さらに言えば、日銀の金融政策によるマイナス金利は、貯金に頼る高年者にとっては災厄でしかないはずです。こんな状況で、躍動感など望むべくもありません。よくもまあ、こんな政権がこんなに長く続いているものです。私は、不思議でなりません（※二〇二〇年八月二十八日、安倍首相は持病の悪化を理由に辞任表明）。

話は変わりますが、日本の社会福祉制度の中でも、体が動かなくなった高年者をはじめ、シングルマザー、身体障碍者といった貧困層を対象とする生活保護制度は大きな位置付けとなっています。その生活保護費の不正受給が、近年何度か大きく報道されています。そして案の定、もっと厳しく取り締まれ、支給額を減らせ、といった類の弱者バッシングが起こり、あたかも受給者の多くが不正を働いているような印象を与えました。実際、二〇一三年（平成二十五年）から政府は支給額を削減しています。

しかし、二〇一三年の生活保護費の総額は約三兆七千億円、そのうち不正受給は約一八七億円、率にするとわずか〇・〇〇五％です。生活保護者バッシングは明らかにエビデンスを無視しています。また、取り締まりに現状以上のコストをかけることは、歩留まりから考えても意味がありません。

その一方、二〇一五年（平成二十七年）にタックスヘイブンのケイマン諸島を利用した資産家や企業の税金逃れは約六十三兆円にのぼると言われ、問題となりました。この資産に課税できれば、三十兆円強の税収となります。わずかな不正受給を論拠に支給費削減によって弱者をいじめるより、富裕層の税金逃れを阻止した方が財政上はるかに合理的であることは火を見るよりも明らかです。もっとも、そんなことは言われなくても政府はわかっているはずです。強きを助け弱きを挫く、まったくひどい話です。

ちなみに、上皇陛下は天皇時代に自らの責務とされる「祈り」に絡めて、「最も弱いものを一人も漏れなく守りたい」と当時の渡辺充侍従長にもらされたそうです。

振り返ればほんの二、三十年前まで、「お年寄りは大切にしなさい」というのは日本人の伝統的倫理でした。現在の自称保守派たちも、保守を気取るのであれば上皇陛下の言葉をよく噛みしめて、日本における伝統的価値観とは何かと沈思黙考すべきではないか。そのように考える保守主義者の和田秀樹です。

さて、数々の失政の結果だとはいえ、国が一〇〇〇兆円を超える借金を抱えていることは、まぎれもない現実です。したがって、腹立たしくはあっても弱者を守るためには、歴代政権の尻ぬぐいを何らかの方法でしなければなりません。

考えられる方策の一つは、人口の大部分を占める普通の国民や社会的弱者を圧迫するのではなく、累進課税の比率を上げて、投資もせず溜め込むばかりの大企業や富裕層に富を還元させることです。ノブレス・オブリージュです。

二つ目、これは以前からの私の持論ですが、相続税を一〇〇%にするという方策です。日銀によると、二〇一七年（平成二十九年）における日本の個人金融資産は一八八〇兆円、土地資産は一〇〇〇兆円になります。この資産がほぼ三十年間のサイクルで相続の対象となるとすると、毎年約九十兆円が相続されていることになります。一方、相続時の税収は一兆円に満たないというのが現状です。二〇一四年を例にとると、社会保障費の総額が約一一六兆円、そのうち高年世代の年金や介護保険料が五十五兆円です。したがって、相続税を一〇〇%にすれば、少なくとも高年世代の福祉予算は十分賄《まかな》えることになります。また、若年世代の負担も軽減され、現在の老若分断状況は改善されるはずです。

西郷隆盛も「子孫に美田を残さず」と言っています。教育費など子供に金をかけるのは親の心情として当然ではあります。しかし、自立した後は自分で生きていく力を持たせるようにすべきではないでしょうか。また、五十歳を過ぎて親の遺産をあてにしなければならないような社会はどこかおかしいのです。親の遺産がなくても、十分な生活を送れるのが健全な社会だと私は考えています。

繰り返すようですが、現在の高年世代は何も悪いことはしていません。ほとんどの人たちは、ちゃんと所得税を払い、年金保険料も納めてきたし、介護保険料まで支払っています。つまり、ずいぶんと国に金を貢いできたのです。

また、この世代は貧しい時代をくぐり抜け、競争に耐えながらよく働きよく学び、日本の技術立国と経済大国化を担ってきたし、消費活動の基盤ともなって日本を豊かにした世代です。さらに言えば、少子高齢化社会になったのも、もちろん高年世代の責任ではありません。団塊の世代とその前後の世代は、第二次ベビーブームによって子供をたくさんつくった世代です。それにも関わらず、なぜ邪魔者扱いされなければならないのか。

近年、保育園の不足で働けない母親のことがメディアで問題になっています。保育園不足による待機児童は四万人~五万人にのぼるそうです。特にシングルマザーの苦難を考えると確かに問題です。ただ、彼女たちは、まだ体も脳もしっかりしている相対的弱者と言うことができます。

一方、メディアではほとんど触れられませんが、寝たきりや認知症によって極端にQOLが低下し自分だけでは生きていくことができない高年の人々、つまり絶対的弱者のための公的施設である特別養護老人ホームの入居待ちは五十万人以上いるのです。

政府は在宅介護という「自助努力」を促していますが、それは配偶者による「老々介護」、あるいは子供が仕事をやめて親を介護するということを意味します。そして、介護保険料は引き上げられ、年金は引き下げられる。当然のことながら大部分の人たちの生活は苦しくなりますが、それに対して政府はご親切にも投資という名の博打を勧めてくれるのです。

理不尽です。高年世代は、こうした現状に自覚的であるべきでしょう。高年世代には、社会の理不尽さに対して声をあげる権利も資格もあるのです。とりわけ、まだ「ヤング・オールド」である団塊世代の人たちは、民主主義体制の中で育ち、かつ「異議申し立て」の世代であったことを思い出してください。

「喜怒哀楽」という言葉があるように、「怒り」は人間に備わった基本的属性です。「怒り」には何かとネガティブなイメージがあり、負のエネルギーと捉えられがちですが、正しい「怒り」というものはあるのです。社会の矛盾に対する怒り、義憤や公憤と呼ばれる怒りは極めて正当な怒りなのです。そうした怒りは正のエネルギーとなり、社会を進化させる原動力となります。私には、現在の政府や社会的風潮に対して、高年世代はあまりにもおとなしいように思われてなりません。

高年世代、すなわち団塊世代とその前後の世代は総人口の二十七％を占め、少子高齢化社会である現在の日本では突出した数となっています。議会制民主主義を採用する社会において、それは取りも直さず大きな政治的パワーを有していることに他なりません。したがって、高年世代の怒りを代弁する国会議員を選挙で選ぶ、あるいは候補者を擁立するということも、考えてみるべきではないでしょうか。さらに言えば、自らの世代のみならず国民全体の格差を緩和し、弱者を護り、学問と職能を尊ぶ社会を目指すために声をあげるべきではないか。高年世代がその気になれば社会は変えることができるのです。

確かに、加齢によって体だけでなく気力も衰えてきます。ただ、後の章で述べるように、心身の衰えを遅らせることは可能です。また、理不尽なことに対する怒りを持つこと自体が、心身の健康に必ず良い効果をもたらすはずです。

というわけで、私は声を大にして言いたい。高年世代よ、反逆の旗を振れ！

第二章　老化と病気

皆さんは「マイブーム」という言葉をご存じでしょうか。ユニークなエッセイで人気がある、イラストレーターのみうらじゅんさんによる造語です。世間の流行とは異なる自分だけの流行、といった意味の和製英語ですが、皮肉なことにこの言葉自体が流行してしまい、一九九七年（平成九年）の流行語大賞を受賞し、今では辞書にも収録されています。

それはさておき、みうらさんは近年の連載エッセイで「老いるショック」という造語を頻繁に使っています。物忘れが多くなったことや勃起不全を嘆いて、「老いるショック」というわけです。ちなみに、みうらさんは二〇一九年（令和元年）現在六十一歳です。

よく知っているはずの人物の名前が思い出せない、耳が遠くなった、以前はできたことができなくなった等々。高年の人たちは、これまで何度もこの「老いるショック」を経験されてきたことと思います。また、容姿についてもシワが増えた、髪の毛が薄くなってきた、身長が縮んだ、といったあまり嬉しくない変化を認識させられてきたはずです。

このように、老化とは誰にでもいつかは必ず起きる経年変化です。

老化の実態

一般に、人間の身体機能は二十歳をピークに、その後少しずつ衰えてきます。そして、働き盛りを過ぎる頃から身体の機能があちこち低下し始める、体力が落ちてくる、といったように否応なしに年齢を感じるようになります。また、肉体面だけでなく、記憶力や集中力などの衰えを実感することが増えてくるはずです。いわゆる「老化」の始まりです。つまり、老化はゆっくりと進行するわけです。

人体は、六十兆個あまりの細胞からできています。そして、人間の寿命とは細胞の寿命（細胞分裂の限界）と同義ですから、老化とは時間の経過とともにこの細胞が壊れたり減少したりすることによって、身体が形態的かつ生理的に衰退し、全体の生理機能が低下する現象と言うことができます。

老化による具体的な変化として、形態的には身長の収縮や背骨の湾曲、皮膚のたるみやシワ、生理的には視聴覚の不調や記憶障害、運動能力の低下、病気に対する抵抗力（免疫力）の低下などがあげられます。これらの変化はすべて、細胞の老化や死滅によって起きる現象です。

もっとも、老化が顕著に発現する時期や程度に関しては、相当な個人差があります。ただ、細胞という面に限ってみれば、加齢によって体中ほとんどの部分で衰えが進行していくのは動かし難い事実です。いささか雑な比喩になるかもしれませんが、細胞内の代謝経路に様々なゴミが溜まってくると、どんな組織もその機能が日に日に低下していくということです。

組織を構成する細胞の数自体は、生涯さほど変りはありません。細胞が分裂する回数は生まれつき決まっていて、その回数に達すればそれ以上増えることはないからです。

しかし、細胞の量（断面積）は、年齢を経るとともに大きく減っていきます。そのため、見た目は同じような大きさの筋肉であったとしても、それは脂肪と結合組織が増えているだけで、機能は大きく低下しているということになります。

最もわかりやすいのは皮膚です。皆さんも「コラーゲン」という言葉はよく耳にされているでしょう。コラーゲンとは、細胞と細胞の間にある支持組織を構成するタンパク質のことです。コラーゲンは、紫外線を浴び過ぎる、乾燥した状態が長く続くといった環境変化、あるいは加齢による血行不良やホルモンの不足によって減少します。そして、コラーゲンが減ると、皮膚組織を構成する細胞が擦り切れることによって、たるみやシワといった状態が出てくるわけです。

このように「細胞の量」が減少することによって引き起こされる老化もあれば、「細胞の数」そのものが減って老化をきたす場合もあります。その代表例が神経細胞の老化です。

神経細胞は、自らが生き延びるのに必要な栄養分を細胞自体が提供しています。ところが、神経細胞は加齢とともに自らを維持することがだんだん困難になり、結果として細胞の数が減ってしまうのです。そして、減った細胞を復元することはできません。

それでは、こうした細胞の老化現象はなぜ起きるのでしょうか。

老化の原因については、未だ正確に解明されているわけではありませんが、現在有力とされているのは以下に述べる二つの説です。

一つは「プログラム説」と呼ばれるもので、細胞分裂の回数はあらかじめ遺伝子によってプログラミングされていて、ある時期に達すると分裂を停止させるため老化が起きるというものです。

プログラム説によると、この仕組みに深く関係しているとされるのが、染色体の末端に位置しそれを保護する役割を担っているテロメアと呼ばれる塩基配列の構造です。

細胞分裂の過程ではＤＮＡが複製されますが、テロメアは分裂の際に複製されず、その都度短くなり、やがてそれが一定の長さ以下になると分裂が停止してしまいます。したがって、テロメアの長さを測れば細胞の寿命（分裂の限度回数）がわかるということにもなります。そのため、テロメアは「分裂時計」と呼ばれることもあります。

ただし、人間の場合、生殖細胞だけは何度分裂を繰り返してもテロメアが短くなることはありません。なぜなら、生殖細胞にはテロメラーゼというテロメアＤＮＡを維持するための酵素があるからです。他の細胞でもその発生初期にはテロメラーゼが活性化していますが、ある時期から抑制されて働かなくなります。

ちなみに、このテロメラーゼはガン細胞と密接に関係していることがわかっています。正常な細胞では、テロメアが限界を超えて短くなるとガン抑制遺伝子が働いて細胞分裂が停止しますが、突然変異などによって遺伝子テロメラーゼがガン細胞に発現し活性化すると、テロメアが長いままで維持され、その増殖が止まらなくなります。これがガン細胞は死なない（分裂を止めない）と言われる理由です。

二つ目は、「エラー蓄積説」です。これは、細胞が分裂する際に一定の割合で起きる突然変異（エラー）によってＤＮＡが損傷し、その修復速度が損傷速度に追いつかず蓄積され、細胞の機能低下や死滅につながる、すなわち老化するというものです。

エラーが起きる理由としては、放射線や紫外線、化学物質といった様々な環境要因があげられますが、中でもとりわけ大きな要因と考えられているのが「活性酸素」です。

私たちが生きていくには酸素が不可欠ですが、人体に取り入れられた酸素がエネルギーに変換される時に残留物のようなものが出ます。これが活性酸素です。

人間の体には活性酸素を抑制する酵素がありますが、四十歳を過ぎる頃からこの酵素は激減するため、活性酸素が増えて体のあらゆる部分が酸化し錆びついたような状態になります。また、活性酸素は悪玉コレステロールの増加、糖尿その他の害を人体に及ぼし、老化の諸現象を引き起こす原因物質とされています。

なお、老化の原因となるこの活性酸素は、自動車の排気ガス、アルコールの過剰摂取、喫煙、ストレス、過剰な運動、バランスを欠いた食事など、日常的な要因によってその発生が促進されます。

ともあれ、細胞にとって活性酸素はガンと並ぶ天敵とも言うべき存在です。

人は「心」から老化する

人間の「心」、あるいは「精神」という概念は、一般に極めて抽象的なイメージとして捉えられていますが、現代医学では認識、意思、感情といった可視化できない作用ないし機能とされています。そして、こうした心の活動を司《つかさど》っているのは大脳です。

大脳を構成する主要な部位としては、前頭葉、側頭葉、頭頂葉、後頭葉、海馬などがあげられますが、これらの部位はそれぞれ異なった役割を担っています。

前頭葉は意欲、創造性、感情、理性、側頭葉は言語や形態の認識、頭頂葉は空間や数字の認識、後頭葉は視覚、海馬は記憶、とそれぞれの心的活動を司っています。

ただ、「心」という言葉に対して、通常私たちが思い浮かべるのは「喜怒哀楽」といった「感情」ではないでしょうか。そして、こうした人間を特徴付ける「感情」に深く関わっているのが前頭葉です。他の細胞と同様、脳細胞も老化をまぬがれません。具体的に言えば委縮していくのですが、最も早く委縮するのが前頭葉です。

私は高年世代を専門とする精神科医ですが、長年にわたる臨床経験における数多くのエビデンスから、脳の部位で最初に老化するのが前頭葉であることを確信するに至りました。

老化による脳の変化で意外だったのは、記憶力が衰えたからといって海馬が最初に委縮するわけではなく、前頭葉の方が早く委縮することでした。つまり、認知症より「感情の老化」の方がはるかに早く始まるわけです。また、加齢によって体力や知力は衰えますが、経験的には「感情」の方が先に衰えることもわかっています。

前頭葉は、脳の中でも最も遅く成熟し、最も早く老化する部位です。その老化は、早い場合には、四十代から始まります。そして、年を経るにしたがって意欲や創造力、判断力などが減退し、感情の制御が困難となっていきます。その進行程度や人によっても異なりますが、感情の老化による一般的な変化としては、些細な事で怒りっぽくなる、自ら何かをしようとする意欲が減退することなどがあげられます。意欲が減退すると、他人がいても独り言を言うようになる、身だしなみが気にならない、ゴミを溜め込む、部屋が汚くなっても掃除をしない、食後の食器をシンクに入れたまま洗わない、といったことが起きてきます。要するに、何をするのも億劫になるわけです。

こうした感情の老化による意欲の低下は、単にメンタル面での不調にとどまらず、頭や体を使わなくなることにより、フィジカル面でも足腰が弱りロコモティブ・シンドローム（運動器障害によって歩行困難など要介護になるリスクが高まる状態）につながります。

さらに、前頭葉が本格的に壊れると、同じことを繰り返す「保続」という現象が起きてきます。たとえば、問診で「誕生日はいつですか」と聞くと「大正元年一月一日」と答えますが、続けて

「今日の日付は」と聞くと「大正元年一月一日」と繰り返す。これが「保続」です。

以上述べてきたようなことから、高年世代にとって「感情の老化」は、ある意味で身体の老化よりもシリアスな問題だと私は考えています。ただ、前頭葉をよく使う生活習慣をつけることにより、感情の老化を遅らせることは可能です。そのあたりは、後の章で述べることにしたいと思います。

高年になると多発する病気

人は年齢を重ねると老いる。これはもう仕方がないことです。人間の身体はそのようにできているのです。物理学には、あらゆる存在は時間の経過とともに秩序を失っていくという法則（熱力学第二法則：エントロピー増大の法則）がありますが、私たちの体も老いるにしたがって細胞の機能が低下し、身体システムに混沌が生じて不調が出やすくなります。すなわち病気にかかりやすくなり、また回復もしにくくなる。そういう意味では、高年であること自体が病気のリスク因子であるとも言えます。

個人差を考慮に入れたとしても、六十代以上で身体機能が上昇し始めるなどということはあり得ません。もちろん、若くして病死する人もたくさんいます。ただ、若い頃と比較すると、高年世代では病気になるリスクが飛躍的に高くなります。

仏教には「生老病死」という基本概念がありますが、人は老いて病にかかり死を迎える。「老」

と「病」と「死」は不即不離、互いに強く関連付けられた概念ということができるでしょう。

このように、加齢によって身体システムは衰え、病気にかかりやすくなります。ただ、高年にしかみられない病気というのは、老衰を除くとほとんどありません。認知症や骨粗しょう症といった高年固有と思われがちな病気なども、四十代、五十代で発症することもあります。

しかし、高年固有の病気というわけではありませんが、高年期に特徴的な病態というものはあるものです。

次に、主だった病態をあげておきましょう。

① 加齢に伴って臓器全般の機能が低下するため、一人で複数の病気を併発する、いわゆる多臓器疾患が多くなる。

② 七十代後半以上の高年によくみられる認知症や転倒による骨折、失禁といった青壮年ではほとんどみられない特有の老年症候群と呼ばれる病態がある。

③ 免疫機能が低下するため若い頃に比べて病気にかかりやすく、治りにくくなる。

④ 病気にかかると体力の衰えに加えて社会的要因、たとえば独居による孤独感などが重なって鬱を発症し、ＱＯＬ（生活の質）に支障をきたすことが多くなる。

⑤ 加齢に伴って使わない部分の機能の低下が進むため、脳や体を使っている人とそうでない人では、その機能に若い頃以上に個人差が大きくなる。

以下、老化に伴って発症しやすくなる主要な疾患について、簡単に解説しておきます。

認知症

高年世代にとって、認知症はしばしば口端《くちは》にのぼる最も身近なリスクとして「認知」された病ではないでしょうか。

認知症とは病名のように考えられていますが、私は脳の機能が極端に低下した状態だと考えています。死に直結する病気ではありませんが、死とは異なった意味で認知症に対して恐怖感を持つ人は少なくないはずです。

認知症の最も顕著な症状は記憶障害ですが、老化に伴って誰でも経験する単なる物忘れとは明確に異なります。認知症とは、脳の器質障害による明らかな疾患なのです。

一例をあげると、単なる物忘れでは朝食が何であったか忘れても食事をしたことは覚えていま す。対して認知症の場合は中等度以上になると、食事をしたこと自体を忘れてしまいます。

認知症の最大のリスク因子は、高年であることです。発症は、六十代では一〜二%ですが、以後徐々に増えていき、八十五歳以降急激に増え四十%程度となり、最終的には約八十%以上の人が認知症を発症します。そして、超高齢社会を反映し、今後はさらに増えることが予想されています。

認知症の原因となる代表的な疾患としては、脳血管障害、レビー小体病、アルツハイマー病があげられます。

脳血管障害型認知症は、脳梗塞や脳出血など血流障害により脳機能が損なわれて認知症が発現するものですが、その七〜八割が脳梗塞に起因します。特徴は、記憶障害の他に言語障害や痺れなど、血流障害の部位によって症状が異なることにあります。昔は日本人にはこのタイプが多いと思われていましたが、今はその割合が減り、アルツハイマー型認知症にその座を譲りました。

レビー小体型認知症は、脳後方にあるレビー小体という部位が器質障害を起こし、認知症に至るものです。その特徴は、アルツハイマー型認知症の特徴に加えて、パーキンソン病に似た運動障害を起こす点にあります。また幻覚や妄想が目立つのも特徴です。当初は珍しい認知症と思われていましたが、現在は認知症の十％程度と考えられています。

アルツハイマー型認知症は、老人性認知症の約八割を占めています。ゆっくりと進行しますが、その過程で脳細胞は急激に減少し脳が委縮していきます。その結果、人間を特徴付ける高度な知的能力が失われます。この認知症は、一度発症するとその進行を止めることはできないし、残念ながら現在のところ完治させる方法もありません。また、発症の詳しい仕組みは未だわかっていません。ただ、近年の研究では、アルツハイマー病患者の脳にはベータ・アミロイドと呼ばれるタンパク質が異常に変化した物質が増え、脳の表面に老人斑と呼ばれるシミが広がっていることと、神経細胞に神経原繊維と呼ばれる糸屑状の組織が見られることが報告されています。そして、この二つが増えるにしたがって、神経細胞が減少することがわかってきています。

なお、認知症は原因となる疾病の違いに加えて個人差が大きいことから、多彩な症状が発現します。しかし、中核症状と呼ばれるどの認知症患者にも共通してみられる症状というものがあります。主な障害としては、次にあげるようなものです。

① 記憶障害：直前のことを覚えていない、行動中に行動の目的を忘れるなど重度の記憶障害。
② 見当識障害：時間、場所、他者認知など、基本的認識力の喪失。
③ 判断力障害：通常の状況判断力と対応力の喪失

一方、中核症状から引き起こされる二次的症状もあります。この周辺症状は個人差が著しく様々な症状がありますが、主な症状として被害妄想、幻覚、不安神経症、徘徊、睡眠障害、過食など異常摂食、攻撃的態度などがあげられます。

なお、アルツハイマー型認知症には、その進行具合によって初期、中期、後期といった段階があり、その段階によって症状も異なります。初期段階では軽い記憶障害および日常における小さな失敗などを起こすようになります。中期段階になると記憶障害が著しくなり、見当識障害や判断力障害など中核症状が表れ、加えて様々な周辺症状が発現するようになるため日常生活に支障をきたし介護が必要となります。そして、後期段階になると人格が崩壊する、寝たきりになる、といったこともあり、最終的には死に至ります。

先に述べたように、認知症に決定的治療法というものはありません。ただ、初期段階であれば、医師の診断を受けることによって症状を遅らせるためのいくつかの療法があります。

初期段階の具体的特徴とは、認知機能には問題がなく日常生活にも支障はないが、物忘れが急に多くなり、またそれを他人から指摘されるといった点です。自分がこうした状態にあることを気付いた時には、一度医師の診断を受けた方がいいでしょう。最近では「物忘れ外来」を設けている病院も多くなりました。その他、神経科、神経内科、老年科などでも診断を受けることができます。早期発見早期治療が非常に有効であることは認知症にもあてはまるので、怪しいと感じたらことさらに緊張することなく、気軽に診断を受けるようにしてください。

アルツハイマー型認知症を完治する薬剤はありませんが、その進行を遅らせる薬剤として塩酸ドネペジル系などの薬品があります。また、漢方薬にもベータ・アミロイドを抑制するとされるものがあるので医師の判断を仰いでください。

なお、ある程度症状が進んだ段階の療法としては、薬物意外に回想法と呼ばれる療法があります。この療法はとても簡単で、会話を通して患者の過去の懐かしい記憶を呼び覚ますという方法であり、一般には家族によって行われます。記憶障害が進んでいる場合でも古い記憶だけは残っていることが多く、回想法を長く続けることによってわずかではあっても認知機能が改善されることがわかっています。

ここまで述べたように、他の病気と比べると認知症は特異な面を持っています。ある程度症状が進むと、認知症である本人は自分が置かれている状況を認識できません。言い方を変えれば認識しなくてすむわけです。したがって、周囲に対して恥ずかしいといった負の感情自体がないわけで、症状が進んだ認知症患者は夢の中にいるようなものです。その段階までくると、ある意味で患者自身は楽だと言うことができるかもしれません。

鬱病

鬱病と聞くと、一般に青年や壮年を想起しがちですが、実は高年の鬱病はそれ以上に多く、精神科では認知症に次いで罹患者が多い病気なのです。

近年、日本では鬱病患者が増えています。もちろん、超高齢社会となったことが主因ではありますが、現在の日本社会に閉塞感や漠然とした不安を覚える人が多くなっていることも一因ではないかと私は疑っています。

ところで、八十歳以上、いわゆる「オールド・オールド」の人に接していて、「疲れた。早くお迎えが来てほしい。早く夫（妻）のいるところへ行きたい」といった言葉が出るのをよく耳にしませんか。そんな時、本人も周囲も鬱病を疑ってみてもいいでしょう。

鬱病はその症状が認知症と非常によく似ていますが、治すことができる疾患であるという点で大きく異なります。鬱病は明確な疾患ですが、精神病ではありません。この疾患には特に決定的な原因というものはなく、心身における複合的な要因によって発症します。

器質的には脳の元気がなくなる、すなわちノルアドレナリンやセロトニンといった神経伝達物質が減少することによって脳が活性化しないことが要因となります。

メンタル面において鬱病を発症させる大きな誘因の一つは、配偶者や親など親しい人の死や定年退職による会社との別離といった強い喪失感です。また、もう一つの大きな誘因は、身近にコミュニケーションをとれる近親者がいないという現代社会特有の孤独感です。

鬱病の発症を疑わせる症状としては次のようなものがあります。

①　強い憂鬱感や不安感
②　物忘れの頻度が高くなる
③　思考力や集中力の低下
④　意欲の減退
⑤　興味の喪失
⑥　精神運動制止（体の動きが緩慢になり口数が少なくなったり声が小さくなったりする。あるいは逆に焦燥感が強くなる）
⑦　自分が無価値であるという自信喪失による強い罪責感

⑧　食欲の減退

⑨　睡眠障害（早朝覚醒や熟眠障害の形が多い）

⑩　体重の急激な増減

⑪　自死願望

なお、高年になって鬱病に罹患した場合、体の不調として自覚されることが圧倒的に多いようです。例えば、胃腸の不調や手足の痺れといった複数の症状を訴えるが、病院で診察を受けても体にこれといった異常がみられないという場合、そのほとんどは鬱病です。

私は認知症よりも、自死に至るリスクもある鬱病の方が深刻な病気だと考えています。ただ、鬱病は誰でも罹患する可能性のある病気であり、しかも治る病気なので、疑いのある時は躊躇せず精神科や心療内科で診察を受けるようにしてください。放っておくと、最悪の場合は自死につながりかねません。

鬱病の治療としては、薬物療法、精神療法、環境調整などがあります。ただ、薬物に関しては、これまで高年者の精神安定に効果的な薬剤としてセロクエル、リスパダールといった薬品が処方されてきましたが、最近の研究でこうした薬品が患者の寿命を縮める場合があることがわかってきました。薬物療法には絶対的なものはなく、また薬は使わなくていいのであればそれにこしたことはありません。そのあたりは、精神科医と相談しながら治療を進めるようにしてください。

死に至る病

厚生労働統計協会発行の『国民衛生の動向』によれば、五十五歳～八十四歳までの日本人の死亡原因は悪性新生物、心疾患、脳血管疾患、肺炎の順、八十五歳～八十九歳までは脳血管疾患に代わって肺炎が第三位となり、九十歳～九十四歳では心疾患、肺炎、悪性新生物、脳血管疾患の順となっています。

悪性新生物、ちょっとすごい名前ですが、要するにガンや肉腫など悪性腫瘍のことです。この悪性腫瘍と心臓まわりの疾患、そして脳まわりの疾患が、死に至るリスクが高い三大疾患とされています。もっとも、この三つの疾患のリスクは高年者に限らず若年層でも変わりません。ただ、当然のことながら高年になるとその死亡数が多いというだけのことです。

後述しますが、高年になってむしろ注意しなければならないのは肺炎です。肺炎は、高年であること自体が死亡リスクにつながっているからです。

以下、この四つの疾患について簡単に述べておきましょう。

悪性新生物（ガン）

悪性新生物は、患部が腫瘍の形態をとった細胞集団であることから、悪性腫瘍とも呼ばれています。現在、成人の死亡原因の一位はこの悪性腫瘍です。悪性腫瘍は人体のほとんどすべての部位で発現しますが、最も多いのは肺ガンで、胃ガン、肝ガン、大腸ガンと続きます。一方、発症部位別の生存率は高い方から、乳ガン九〇%、子宮頸ガン七六・三%、大腸ガン七三・四%、肺ガン四〇・六%という順になっています。

悪性腫瘍を構成するガン細胞の特徴は、自律的に無制限に増殖する、周囲の組織や臓器に入り込んで（浸潤）増殖する、離れた臓器に転移して増殖するといった点です。

悪性腫瘍はその増殖過程で無制限に栄養を取り込むため、身体は急速に消耗し正常な臓器の組織をガン組織に変化させ、機能不全に陥らせます。

ところで、悪性腫瘍の対語として良性腫瘍があります。良性腫瘍の細胞は悪性と同じく自律的な増殖をしますが、無制限の増殖力はなく発生個所のみで増殖するため、脳など特定の部位を除くと生命を脅かすことはありません。ただし、良性（非ガン性）が悪性（ガン性）に転化するケースもあり、良性と悪性の境界は必ずしも明確ではありません。

悪性腫瘍（その大半はガンなので以下ガンと記述）は、ガン抑制遺伝子が変異して機能不全となり、すべての細胞核中に存在するガン遺伝子が目覚め、正常な細胞がガン細胞に変化することによって発生するとされています。しかし、遺伝子の変異がどういった仕組みで起きるかについては現在でも諸説あり、完全に解明されたわけではありません。

ただ、近年の大規模な調査・統計では、外的環境に存在する化学物質、生活習慣など様々なリスク因子が指摘されています。放射線被ばくや紫外線、タバコやアルコール、過剰な運動などによって、体内に生じた活性酸素が遺伝子を損傷させる。そして、それによって遺伝子に突然変異が起こり、正常な細胞がガン細胞に変化して発ガンに至るとする説が有力になっています。その他、一部のガンについては、肝炎ウイルスやピロリ菌といったウイルスおよび細菌が発ガンの原因となっていることもわかってきています。

私たちの身体には活性酸素に対する抗酸化機能、遺伝子損傷に対する修復機能、突然変異に対する細胞自爆（プログラムされた細胞死＝アポトーシス）、ガン細胞に対する免疫細胞のアタック、といった防御機能が組み込まれています。しかし、そういった機能群が何らかの原因で働かなくなると発ガンに至ります。特に高年者の場合、そのリスクが高くなります。また、高年者の場合、ガンが転移ではなく複数の部位に発現することが多々ありますが、これは若年者にみられない特徴です。

ところで、ガンすなわち病気というわけではありません。実は、私たちの身体を構成する約六十兆個の細胞の中で、毎日数千個単位の遺伝子が病変しています。けれども、健康な状態であれば、免疫力や自然治癒力といった恒常性システムが作動し、必ずしも悪性腫瘍となるわけではないことが近年の研究でわかってきています。

高年者の身体を詳細に調べると、ガン細胞を有している人は決して少なくありません。しかし、それが直ちに病的な症状を呈し、さらには死の引き金になるわけではないのです。また、同じ部位、同じ進行ステージであるガン患者でも、ある患者は半年もしない内に死亡する一方、ある患者は十年以上生き延びるといったことは珍しくありません。実際、私が毎年百人以上のご遺体の全身を解剖していた浴風会病院時代の知見では、八十五歳を過ぎて体中どこにもガンがないという人はほとんどいませんでした。何も症状を起こさず、死の原因にならないガンは高年以降の人には意外に多いのです。

ガンが怖いと思われている理由の一つは転移ですが、確かに転移の有無はガンの進行段階を判断する指標の一つです。しかし、転移イコール病気が進んでいるということではありません。極端な場合、あちこちに転移していても元気で生きている人もいます。

また、高年になると若い頃に比べて新陳代謝が落ちているため、ガンを発症してもその進行は緩やかで転移も少なくなります。したがって、慌てて抗ガン剤を投与する必要はありません。手術も体に対する負荷が大きいので、必ずしも行う必要がない場合があります。以前は、とにかく切ってしまえということが多かったのですが、現在は医師も非常に慎重になっています。私も、少なくとも高年以降はガン治療に伴う副次的な害を考えると、余計なことはなるべくしない方がいいと考える立場にいます。

以下、ガンの予防に効果的とされている事項をざっとあげておきましょう。

バランスがとれて変化のある食生活。禁煙。過剰な飲酒を避ける。塩辛いものは少なめにする。熱いものは冷ましてから食べる。食べ物の焦げた部分は避ける。食べ物のカビに注意する（輸入ピーナツやトウモロコシは要注意）。適度な運動。体を清潔にする。

しかし、考えてみればガンは不思議な細胞です。先に述べたように、ガン細胞（ガン遺伝子）

は無限に分裂・増殖を繰り返す、言わばスーパー細胞とも言える細胞です。しかし、突然変異によって活性化したガン細胞も、私たちの体の細胞であることに変わりはありません。人を死に至らしめる一方で、不老不死を体現している細胞でもあるわけです。ガン細胞の本質を考える時、何やら生命の在り方における深遠な命題を含んでいるように思えなくもありません。

心疾患

心疾患とは心臓に関係する疾患の総称であり、俗に心臓病とも呼ばれています。

皆さんご存じの通り、心臓は血液を循環させて酸素や栄養を運ぶ、ポンプのような役割を担うとても重要な臓器です。したがって、心臓を患うと往々にして重篤な状態に陥ります。

心疾患には様々なものがありますが、高年者に多いのは狭心症、心筋梗塞、慢性心不全、急性心不全などです。このうち、急性心不全は特に死亡率が高く、五十歳以上で亡くなる人の主要な死因となっています。

この急性心不全とは、心臓のポンプ機能が急速に低下することによって血液が滞り、肺が鬱血した状態になる疾患であり、適切な治療をしないと死に至ります。

なお、急性心不全に至る原因として最も多いのは、心筋梗塞（心筋が虚血状態になり壊死してしまう疾患）が悪化するケースです。また、慢性心不全が悪化して急性心不全に転化することも多々あります。心不全の誘因としては、風邪などの感染症、ストレス、暴飲暴食などが指摘されています。

急性心不全に至る前の顕著な症状としては、激しい喘息、呼吸困難、皮膚や口元が紫色に変色するチアノーゼ症状などがあげられます。治療は一刻を争う場合が多いので、そうした症状が表れたらすぐに救急車で病院に搬送しなければなりません。

ともあれ、急性心不全は発症から死に至る時間が短いため、普段から定期的に心臓ドックを受け心臓の状態を確認することをお勧めします。将来の心疾患の予測因子に過ぎないコレステロールなどの血液検査より、現時点で心臓をとりまく血管の状態を知ることができる心臓ドックの方が、はるかに有効な検査なのです。

脳血管疾患

脳血管疾患とは、脳梗塞、脳出血、クモ膜下出血など、脳まわりの病気の総称であり、悪性新生物、心疾患に次いで高年者の死因の第三位となっています。このうち、急激に発症するものを脳卒中と呼んでいます。脳血管疾患のうち約六割は脳梗塞で、脳出血が三割、クモ膜下出血が一割となっています。

脳血管疾患は、脳動脈がつまったり（虚血性疾患）、破れて出血したり（出血性疾患）して発症しますが、一命をとりとめても手足の麻痺、言語障害や意識障害、運動障害といった後遺症が残ることが多い病気です。

虚血性疾患である脳梗塞は、脳動脈が血栓（血塊）によってつまったり、動脈硬化のために血管がふさがったりして、酸素や栄養の供給が滞って脳組織が破壊される病気です。この脳梗塞を引き起こす最大の原因は動脈硬化です。そして、動脈硬化は栄養不足や高血圧による血管への圧迫など、様々な要因が重なった結果、脳動脈が弾力を失い脆くなった状態になることです。動脈硬化を起こす主要なリスク因子は、高血圧、高脂血症、糖尿病といった生活習慣病や喫煙があげられます。

次に、出血性疾患として分類されている脳出血とクモ膜下出血について述べましょう。

脳出血は脳溢血とも呼ばれ、脳動脈が破れて出血する病気であり、最大の原因は高血圧です。出血自体は自然に収まりますが、流れ出た血液は凝固して血腫となり周囲を圧迫するため、脳は機能不全となります。ただ、タンパク質の摂取量の増加などで血管が強くなったためか、最近はほとんど見られなくなりました。

一方、クモ膜下出血は、脳の表面を覆う三層の膜の真ん中のクモ膜と軟膜の間を通る動脈が破裂する疾患であり、激しい頭痛が特徴的な症状です。脳そのものの出血ではないので後遺症は比較的少ないのですが、死に至るリスクが高く患者の約三割が死亡しています。一般的には脳に動脈瘤がある場合に起こるので、脳ドックで予見できます。

脳血管疾患の予防策としては、禁煙、ビタミンCの補給、塩分の抑制、適度な運動などがあげられます。

肺炎

肺炎は代表的な急性感染症の一つであり、肺の炎症性疾患の総称です。

ただ、コロナ騒動が起きる前までは、肺炎と聞いても若い人や健康な人にとっては、その怖さがピンとこなかったかもしれません。実際、六十五歳以下の年齢では、肺炎が死亡原因となることはほとんどありません。

しかし、六十代後半から肺炎のリスクはいきなり高くなり、死亡原因の第四位に躍り出ます。また、八十五歳以上では脳血管疾患を抜いて第三位にランクされています。

ちなみに、高年者と同じく肺炎による死亡リスクが高いのは乳幼児です。このことは、体力がなく（衰えている）、免疫力が弱い（低下している）ことが肺炎による死亡の要因となっていることを示しています。ともあれ、高年者にとって肺炎は非常に危険な疾患であることを頭に入れておいてください。

肺炎はマイコプラズマ、クラミジアなど、様々な病原体によって引き起こされますが、最も一般的な病原体は肺炎球菌と呼ばれる細菌です。また、発症の単独要因となるこうした病原体の他に、風邪やインフルエンザに引き続いて併発するケースもよくみられます。

その他、高年特有の肺炎として、誤嚥《ごえん》性《せい》肺炎と呼ばれるものがあります。食事中、食べ物や唾液は通常食道に入りますが、たまに誤って気管に入ってしまうことがあります。その時、食べ物や唾液に混じって細菌などが肺に達し炎症を起こす場合があるのです。これが誤嚥性肺炎です。

肺炎の予防は、十分な睡眠やバランスのとれた食事を心がける、ゆっくり食べることにより誤嚥を防ぐ、うがいや歯磨きをしっかりとして口中を清潔にする習慣をつけるといったことです。

なお、肺炎の最大リスク因子である肺炎球菌に対しては予防ワクチンがあり、死亡リスクを低下させることが確認されています。特にインフルエンザの流行時には、インフルエンザワクチンと併用することをお勧めします。

さらに言うと、新型コロナウイルスによる肺炎でもそうなのですが、免疫機能が高ければ予防的に働くし、肺炎になった時でも軽くて済みます。高齢者がコロナでたくさん死ぬのも、高齢になるほど免疫機能が低くなるからだと私は考えています。免疫機能を高めるために十分な栄養と睡眠をとり、適度な運動、そしてストレスをなるべく減らすことが大切です。

老衰という病

ここまで、死に至るリスクが高い四つの病気について述べましたが、その他に高年固有の代表的な死亡要因として老衰があります。

老衰とは、字義通り生体が老いて衰える現象です。具体的には、全身の細胞や組織の機能が低下し、代謝、免疫、修復といった高次の中枢機能が衰え、恒常性の維持が困難となることです。その結果、死に至ることを老衰死、もしくは自然死と呼び、私たちはそれを俗に「寿命が尽きた」と表現しています。

ただ、医学的には老衰死という概念、あるいはその定義は非常に曖昧かつ漠然としたものであり、病名というわけでもありません。

というのも、医療診断において明確な死因がわからない高年者の死は、すべて老衰死とされているからです。実際、解剖を行うとすべての臓器が老化して機能不全になっているというわけではありません。老化による死の原因は多岐にわたり、診断では特定できない場合も多いのです。

いずれにせよ、従来老衰死とされる死には、診断上病名を特定できなくても実際には何らかの死因があるはずです。したがって、老衰死とは「通常の診断では疾病を特定できない高年者の死」と定義できるかもしれません。

俗に「大往生」とも呼ばれる老衰死は、いわゆる「ピンピンコロリ」と並んで一般には理想的な死に方とされているようです。確かに、苦痛を伴わず穏やかに死ねるということに対して、人々がある種の憧憬を抱くのは無理からぬことかもしれません。

ただ、近年では末期症状の病気に対する緩和医療もかなり進んできています。そして、患者にできるだけ苦痛を与えずその最後を看取るということは、医師にとっても重要なテーマとなっています。

ピンピンコロリとネンネンコロリ

ところで、高年の方々には「ピンピンコロリ」と逝《ゆ》きたい、なんてことを言う人が多いのではないでしょうか。死ぬ直前まで元気でいて死ぬ時は一瞬にといった願望ですが、具体的には急性心不全などで急死するという「突然死」を意味しています。

ちなみに、誰が言い出したのか、ピンピンコロリの対語は寝たきりが続いて死ぬことを表す「ネンネンコロリ」だそうです。

ピンピンコロリ、この冗談のような言葉を発明したのは長野県の高校教師、北沢豊治さんです。北沢さんは体育教師でしたが、一九八〇年（昭和五十五年）、県の要請で社会教育主事として派遣された伊那郡高森町の瑠璃寺で健康長寿体操を考案。「ＰＰＫ（ピンピンコロリ）運動」と名付けて普及に努めました。長野県は男性の平均寿命が全国一位です。中でも佐久市は長寿で知られていますが、佐久市には「ぴんころ地蔵」が建立されているそうです。

それはさておき、北沢さんの考案した健康体操より、このＰＰＫというネーミングの方が有名になり、瞬く間に高年者の理想的死に方として受け入れられました。

確かに、近親者に介護などで肉体的、金銭的負担をかけず、かつ死への恐怖感も覚えずにすむＰＰＫを望む気持ちはわからないでもありません。また、死をユーモラスに明るく相対化したようなイメージもこの言葉が好感された理由かもしれません。

けれども、ＰＰＫも良いことばかりではありません。突然死ぬということは、死ぬ前に家族への申し送りができない、やりたかったこと、やらなければならないと考えていたことができない、会っておきたかった人にも会えない、そして自らの人生を振り返り感慨に浸ることもできない、といったことを意味します。また、少々卑俗な例ではありますが、家族を含めて他の人に見せたくない画像や動画をパソコンに保存していた場合など、死後それらが白日の下にさらされるという、あまり嬉しくないことも起きるわけです。

もっとも、北沢さんの本意は「コロリ」よりも「ピンピン」にあり、QOLをできるだけ長く維持するため、アンチエイジングを目的として健康体操を普及させたかったことにあったのではないでしょうか。

一方、「ネンネンコロリ（NNK）」の方は、一般に負のイメージが強いように見受けられます。しかし、PPKに相当すると考えられる死亡例は全体の三％に過ぎません。つまり、大部分の人はNNKで死を迎えるわけです。したがって、極めて確率の低い突然死を願うよりは病、あるいは死というものに向き合い、それを受け入れる精神を涵養《かんよう》することこそ大切なのです。死を迎えるまでに自覚的な一定の時間を与えられることは悪いことではありません。その間に、様々なことを考える猶予があるからです。

周りに迷惑をかけたくないという、いかにも日本人らしい気持ちはわからないでもありません。しかし、大部分の人は高年になると病気になり、また介護など支援を必要とするのが現実です。繰り返すようですが、迷惑をかけられたり、かけたりするのが人の人生であり、まったく気に悩むことはないのです。

さて、ここまで高年者に多い病気について述べてきましたが、確かに病気にならないにこしたことはありません。しかし、人間は必ず病気になり死を迎えます。それでは、病気とは単に苦しいだけのこと、まったく無意味なことでしょうか。私は、そうは思いません。

病気は様々なことを教えてくれます。人生について深く思索する機会を与えてくれます。病気になって初めて健康であることの有難さを知る。普段は忘れがちだった人の思いやりや優しさを改めて知り、また人の痛みがわかるようになるのではないでしょうか。

いささか宗教めいた表現になりますが、生きているからこそ病気になる。そして病気になるということも私たちの人生の一部であり、そこには何らかの意味が介在するはずです。私たちの生の総体の意義は、決して楽しいことだけにあるわけではありません。困難な状況、苦しみに満ちた時間においても生に対する深い学びがあるのではないでしょうか。

第三章　心の整え方

「健全なる精神は健全なる身体に宿る」、よく知られた言葉です。出典は古代ローマの風刺詩人ユウェリナスの『風刺詩集』の中の一節ですが、ユウェリナスの本意は「多くの者は富や栄光、長寿や美貌を神に祈るが、いずれも身の破滅につながりかねない。欲をかかず願い事をするなら心身の健康を願え」といったものであり、ある種の警句とも言えます。しかし、その後この言葉は字義通り「健康な体であってこそ良い精神を有すことができる」と解釈されるようになります。ただ、そのまま読むと身体障碍者への差別になりかねず、現在では身体と精神が密接に関わり合っていることを表す言葉とされています。

確かに心（精神）と体は相互に影響を及ぼし合っています。心の不調は体の不調につながり、体の不調は心の不調につながります。一個の人間にとって心と体は不可分であることは、現代医学の常識です。

心ないし精神は、前頭葉をはじめとする脳の部位によってコントロールされていることは既に述べた通りです。したがって、厳密に言えば心の動きも身体活動の一部と言えます。

とは言え、一般概念としても医学上の区分としても、心（精神）とその他の身体部分は分けて捉えられています。

というわけで、本章では高年期における心の健康について述べることにしましょう。

不安は常につきまとう

人間であれば程度に差はあれ、誰しも「不安」を抱えながら生きています。高年の方々もこれまでの人生を振り返った時、精神的な意味で小さな土壇場、大きな土壇場がいくつもあったはずです。つまり、不安とは人間の属性とも言える必然的感情なのです。

ただ、不安は重篤な心の病を引き起こす契機ともなります。不安が高じると、往々にして心身症や不安神経症、鬱病などを引き起こします。

ところで、私は不安を抱えた患者さんの治療にあたって、森田療法と呼ばれる「心の治療法」を高く評価しています。

森田療法とは、一九一九年（大正八年）、精神科医の森田正馬《まさたけ》博士（一八七四～一九三八）によって創始された療法です。森田博士は自著『神経衰弱と強迫観念の根治法』の中で、治療の主眼を「あるがままでよい、あるがままよりほかに仕方がない、あるがままでなければならない」と述べています。ただ、森田博士の言う「あるがまま」とは決して「そのまま放置する」ということではなく、「症状を受容させる」ということです。その上で、「生の欲望を発揮させ」心の病を治癒するのが森田療法です。

繰り返すようですが、生きている以上、常に不安はついてまわります。したがって、不安を取り除くというより、不安があることを素直に受け入れた上で生きる意欲を取り戻す。言い換えれば不安とうまく付き合うというのが森田療法のコンセプトです。

伝統的な死生観、宗教的感性を考えた時、森田療法はとりわけ日本人に適した精神療法として私は高く評価しています。森田博士が、患者の「完治」を「悟り」という言葉で表現していることはとても示唆的です。

一方、現在の精神医療は、森田博士が生きた時代と比べると長足の進歩を遂げています。森田博士の時代は原則として入院治療であり、薬剤もほとんど投与しませんでしたが、現在では通院治療が主体で薬剤の開発も進んでいます。

したがって、当然のことながら私も昔の森田療法をそのまま治療に採用しているわけではありません。しかし、鬱病をはじめとする心の病を発症する前の不安を抱えた状態にある患者さんに対しては、森田療法が依然として有効だと考えています。実際、現在では森田療法でも外来療法が盛んになっています。

森田療法では、患者さんが不安をなくそうとするのを諦めるように仕向けむしろ行動に移させる、という一連の過程に重きを置いています。

高年に限ったことではありませんが、心の病を予防するには、まず不安を相対化しなければなりません。その際に一人で悩みを抱え込まず、誰かに相談することです。なぜなら、他者の意見を聞くことによって、自分の思い込みから解放され、不安な状態を客観視することができるからです。不安なことばかり考えるのではなく、今起こっている状況をどうすれば解決できるのかという前向きな思考をすることで、不安に思っていたことが案外楽に思えるようになることも多いものです。こうした一連の過程を経ることによって、不安を解消できることは珍しくありません。そして、俄然生きる意欲が湧いてくるというわけです。

高年期における様々な不安

高年期における不安には、どのようなものがあるでしょうか。

もちろん不安の原因は人それぞれ千差万別ですが、一般的には老後の金銭的不安、核家族化と配偶者の死による孤独感、認知症をはじめとする病気に対する不安、そしてその先にある死に対する漠然とした不安などがあげられるのではないでしょうか。

個人差はありますが、脳機能が衰えてくる高年になると、ストレスを感受しやすい傾向のある人にとっては、不安が容易に鬱病など心の病につながります。また、精神力が比較的強い人であっても、不安を意識しながら日々を過ごすのは決して気持ちの良いことではないはずです。こうした高年になってからの不安に対処する場合も、森田療法の基本コンセプトは応用できます。

例えば、高年になって資産が乏しく年金だけでは生活費もままならない、これからの老後を考えると不安でしかたがない、という場合。まず、不安の原因が金、つまり生活費の問題であることをしっかりと認識することです。次に、生活費の問題をどうしたら解消できるか冷静に考え、月々にいくら不足するのか計算してみます。そして、すぐに不足分を補充するための行動に移るのです。職業安定所、あるいは知人からの紹介でもいいから仕事を探してみるのもいいでしょう。後の章で述べますが、高年者にとって仕事をするということは、心身に非常に良い影響を与えます。現在、介護の世界は慢性的な人手不足なので、それほど給料は高くないにせよ、ある程度の高年でも十分雇ってもらえます。

それでは、病気などで体が思うように動かなくなり仕事ができない場合にはどうするか。迷うことなく、生活保護を受けましょう。生活保護は日本国民の正当な権利であり、恥ずかしいことでも何でもありません。誰だって、生きていれば窮地に追い込まれる可能性はあるわけです。手続きがわからなければ役所に連絡し、わかるまで丁寧に教えてもらえばいいのです。役所のスタッフはそれが仕事なのですから、迷惑をかけるなどと思う必要はありません。これまで払ってきた税金を返してもらうと思えばいいのです。

ところで、不安には思い悩んでもしかたがないという側面もあります。いくら悩んでも昨日は戻って来ないし、明日のことは誰にもわからない。それが人生の実相です。要するに、過去に起きたことはどうしようもないということです。

一例をあげてみましょう。自分が長い間経営してきた会社や店が倒産した。確かに大きなショックであり、これから再起するにも自分の年齢を考えると限りなく困難だと思われるでしょう。そんな時、あの時ああすればよかった、こうすれば倒産はまぬがれた、と思い悩んでも倒産という事実は覆りません。

こうした場合でも、まず倒産という事象を客観視し、過ぎ去ったことをあれこれ悩んでもしかたのないことなんだということをしっかり認識しなければなりません。そして、信頼できる人たちに相談しながら事後処理を考え、いくつかの選択肢の中から最善と思われる方法を決めてテキパキと行動に移します。そうしてすべての煩わしい処理が終わった時、何となく晴れやかな気分になり不安感は和らいでいるはずです。すぐに動くということは大切です。動けば何らかの変化が生じます。行動するということには、不安を緩和する効果があるのです。次は、新しい生活を考えるだけですが、その場合も不安の相対化、対処する手段の考察、そして行動、という森田療法のコンセプトは応用できます。

経営する会社あるいは店がうまくいって富裕だった頃。立派な家に住み、高級車に乗り、銀座のクラブで豪遊し、あるいは若い愛人を囲っていた頃を振り返り、暗澹たる気分になって落ち込むかもしれません。しかし、いくら落ち込んでも華やかな生活は戻ってきません。そして、大きく変化するこれから先の生活を考えて不安になるでしょう。そんな時、今度は過去の華やかな生活そのものを相対化してみましょう。

どういうことかと言うと、そうした生活が本当に幸せだったのか、と客観的に考察するということです。座るだけで何万円もする銀座のクラブで綺麗なホステスさんにお世辞を言われると気分が良かったかもしれません。しかしそれは、お金がなくなれば相手にされないことでもわかるように、別に自分に好意を持ってくれているわけではないことぐらい冷静に考えれば理解できるはずです。また、そんな場での会話も思い起こせば空虚なものだったはずです。愛人にしても、金でつながった関係なんて虚しいものです。立派な家や調度品も日常的には意識することはないし、雨風をしのぎ安心して眠れるという「家」に求められる本質的機能は、立派な家でも質素な家でも変わりありません。調度品が少なくなるのも断捨離してすっきりしたと考えることもできるはずです。

また、裕福な時にはたくさん人が寄って来て、こちらの気分が良くなるような態度で接してきたはずですが、そのほとんどは資産がなくなった途端に離れていきます。でも、そんな人たちは本来自分に必要ない人たちだったわけです。

このように、冷静になって物事を考えれば、それまで気がつかなかったことがわかってきます。実のところ、我々の生活の中で本当に必要な人や物はとても少ないはずです。そして、「幸せ」という概念はあくまで相対的な概念であり、考え方ひとつでどのようにも変化するものなのです。

かつての生活を客観視した上で、これから始める生活をポジティブにイメージしてみる。すると、新しい人生の地平が目の前に開けてくるはずです。

安価な食材を使っていかに美味しい料理を作ろうかと考えるのは、クリエイティブで面白いことではないでしょうか。どこに住もうかと考えるのも楽しいことです。本好きであれば、図書館の近くに住むことによって本や雑誌がいつでもタダで読み放題です。また、忙しさにかまけて会話がなかった妻（夫）と、まだ若く貧乏だった出会いの頃を思い出しながら、二人でサンドイッチでも作ってピクニックに出かけるのもいいでしょう。お互いの生活環境の違いから縁遠くなっていた学生時代の親友と、安酒場で旧交を温めながら杯を交わすのはどうでしょうか。

こうした小さな「幸せ」は、裕福だった時には頭の中になかったのではないでしょうか。裕福だからできることもあるでしょうが、裕福だからこそ手に入らない幸せもあるのです。目を凝《こ》らして周りを見渡せば、「幸せ」はそこかしこに点在しています。そして、意識的に行動すれば金をかけなくても幸福感は得られるのです。

倒産という少々極端な例をあげましたが、ここで述べた不安や悩みに対しての考え方は、他のいろんなケースにも応用できるはずです。

いずれにせよ、人生で生起するすべての事象にはプラスとマイナスがあるということを知るべきです。「禍福はあざなえる縄のごとし」と昔の人も言っているではありませんか。人の一生の中で、災いと幸福は表裏一体なのです。

森田療法のキーワードの一つに「とらわれ」という言葉があります。強い思い込みによって、起きたことのマイナス面のみを考え続ける。それが「とらわれ」です。マイナス思考に拘泥《こうでい》すると不安は膨張し、心の病に転じます。この「とらわれ」から抜け出るには、新しいことや良いことが起こる可能性を追求する、それだけを考えるプラス思考を徹底的に心がけることです。

別離の悲しみ

当たり前のことではありますが、自分にとって大切な人との別れは、誰だって辛く悲しいはずです。家族や親しい友人との死別による喪失感は大きなストレスとなり、人によっては鬱症状を引き起こすこともあります。実際、近年でも妻の死が契機となって自死を選んだ著名な評論家もいました。また、死別ではなくても、この先会うことが困難なほど遠い場所に親しい人が去っていく場合にも、同様な心理状態になります。

別離に伴うこうした喪失感やストレスを根本から取り除くことは、どんな精神医療をもってしても不可能です。できるとすれば、そうした不安感情を緩和することだけです。

別離によって引き起こされる負の感情は、やはり別離そのものを相対化することによって緩和されます。

仏教に「生者必滅会者定離《しょうじゃひつめつえしゃじょうり》」という言葉があります。「生きとし生けるものは必ず死を迎え、出会ったものは必ず別れる」といった意味ですが、シンプルでありながら人生の真理を衝《つ》いた言葉です。そして常日頃から、こうした人生の深い主題について思いをめぐらす習慣をつけておけば、別離による精神的危機に際しての耐性が培《つちか》われるはずです。

ちなみに、唐代の放浪詩人于武陵《うぶりょう》は、次にあげた「勧酒」という詩を作っています（訳は私訳）。

勸君金屈巵（君に金の大杯をすすめる）
滿酌不須辭（なみなみとついだ酒を遠慮せずに飲んでくれ）
花發多風雨（花が咲けば雨や風で散ってしまう）
人生足別離（人生に別れはつきものだ）

この漢詩は、作家の井伏鱒二（一八九八～一九九三年）による次のような意訳によって、日本でも広く知られるようになりました。

コノサカヅキヲ受ケテクレ
ドウゾナミナミツガシテオクレ
ハナニアラシノタトヘモアルゾ
「サヨナラ」ダケガ人生ダ

詩人で劇作家の寺山修司（一九三五〜一九八三年）は、エッセイの中でこの意訳によって幾多のクライシス・モメント（精神的危機）を乗り越えることができたと書いています。

「勧酒」は、一読すると友に対する惜別の情を表した詩ではありますが、この詩には出会いは一《いち》期一会《ごいちえ》、別れはいつ来るかわからない、だからこそ今この時が大切なのだ、という「別離」の本質に対する詩人の眼差しも含まれているのではないでしょうか。

会者定離、確かに「さよならだけが人生」なのです。

孤独について考える

さて、次は「孤独」について考えてみましょう。この「孤独」という概念は、我々精神科医にとってもなかなか難物です。後述しますが、孤独には人間の実存的な主題が含まれています。したがって、単に医療技術的なアプローチだけでなく、哲学や思想といった領域の考察も援用しなければならない場合があるからです。

孤独とは、即物的に定義すると「他者と接することがない状態」ということになりますが、物理的な面から言えば独房に長期間隔離されている場合など、ごく稀なケースを除き通常の生活ではあり得ません。一般には、自分に関心を持ち理解してくれる他者がいない（と思い込んでいる）ことによる疎外感からくる不安な心理状態を孤独と呼んでいます。したがって、自分の周りに他者がたくさんいて日常的に接していても、孤独感を抱くことはままあるのです。

高年になると定年があり、また歳を重ねるにしたがって身近な人間の死に直面することがどんどん増えていきます。定年によって会社という疑似家族共同体から切り離されることや自分を理解してくれていた大切な人との死別によって、人は深い孤独感を覚えます。そして、孤独感が深まれば心に変調をきたすことになります。こうした別離からくる孤独は、わかりやすいといえばわかりやすい心理的ストレスだといえるでしょう。

しかし、別離がなくても孤独感は生まれます。およそ自我に目覚めた人間であれば、誰しも抱き得る孤独感というものがあるのです。高年に限ったことではありませんが、大半の孤独感は先に述べたように、自分が社会から疎外されているという感覚から生まれます。

疎外感を感じやすい人は、周囲の人々に自分を合わせたいという同調圧力を常に抱えています。その一方で、自分という人間を認めて欲しいという承認欲求をも抱えていることから、潜在的にではあれ周囲に対して違和感を覚えた時、自己の内部で深刻なストレスが生じることになります。その結果、アイデンティティは大きく揺らぎ、孤独感に苛《さいな》まれることになるわけです。

孤独によるストレスが高じると、往々にしてアルコール、セックス、ギャンブルなどに依存しやすくなります。なぜなら、こうした依存症に陥ると脳内にドーパミンという快楽物質が大量に放出され、一時的にストレスを忘れさせるからです。しかし、当然のことながら、そうしたことに溺れても孤独感は消えません。それどころか、さらに孤独感は深まる上に、心身を緩やかに破壊していくことになります。

さて、またかと思われるかもしれませんが、こうした孤独感に対処する場合にも、やはり森田療法の治療コンセプトを活かすことができます。

もうおわかりですね。孤独感そのものは誰にでも起こるものと素直に受け入れ、むしろどうすれば幸せに生きられるのかを考え、そして行動する。

疎外感からくる孤独に対しては、まず過度な同調圧力を自覚的に低下させることです。人類は、生き延びるために高度な関係性を有す集団を形成し、やがて社会化させてきました。人間が社会的動物といわれる所以です。したがって、どうしても他者との関係の中で最低限の協調性が求められるわけです。しかし、協調と同調は似て非なる概念です。

社会生活を営んでいる以上、人は誰でも何らかの同調圧力を感じながら生きています。そうでなければ、社会生活に支障をきたすからです。しかし、それが他者への過剰適応となると、本来の自分との間で精神的対立が生じストレスを抱えることになります。どんな相手や集団のどんな言動に対しても、常にニコニコしながら同調する。確かに、その場をやり過ごすには楽でしょう。しかし、こうした付和雷同が精神的な習い性となってしまうと、ストレスが蓄積し疎外感を感じるようになるのは当たり前です。

そもそも人類の誕生以来、一人ひとりの人間は常にオンリーワン、オリジナルな存在です。他に似通った存在はいたとしても、一人として自分と同じ個体は存在しません。そして、当然のことながら、その精神もそれぞれ固有のものです。普段は忘れがちですが、これは厳然たる真理です。真理は常にシンプルです。

確かに人間の社会において協調性は必要かもしれませんが、それも程度問題であり、あくまで自分のアイデンティティを棄損しない限りにおいての話です。

第一章で佐藤愛子さんについて述べましたが、誰でも佐藤さんのように生きられるわけではないでしょう。しかし、疎外感からくる孤独を回避するためには、どこかで「自分は自分、人は人」という意識を持ち、他者と異なった自己を肯定しなければなりません。

ところで、たくさん友だちがいれば孤独感は解消されると一般に思われているようですが、それは大きな誤解です。単に付き合いのある他者を「友だち」だとすれば、周囲に何十人の「友だち」がいようと、またネットで何百人の「友だち」がいようと、孤独感から解放されることはありません。そうした友だち付き合いが多ければ多いほど、それが表面的なものに過ぎないと感じた時、逆により深い孤独感に陥ることになります。もちろん、刺激を得るという観点からすれば多くの人に接するのは悪いことではありませんが、それはまた別の話です。

心の中の琴線に触れる何かを相手と共有できるという感覚、お互いに相手を理解できるような関係、そうした他者が本当の友、親友と呼ぶべき存在と言えるでしょう。また、そうした存在は、親兄弟や妻子が代替する場合もあります。いずれにせよ、自分という人間を認め、理解してくれる他者が一人だけでもいると、疎外感は大きく緩和されるはずです。特に高年になると、友と呼べる他者がとても大切な存在だと思う人が多いのではないでしょうか。

一部の例外を除き、一般に人間の孤独に対する耐性は強くありません。だからこそ、他者との関係性を求めるわけです。親子の情、異性との愛、友との友情、そうした関係性は突き詰めて考えると幻想なのかもしれません。しかし、人間は水や空気と同じくそうした「関係性に対する幻想」を本能的に必要とする存在なのです。

孤独はそれほど悪くない

ただ、ごく稀にではありますが、疎外感や孤独感を感じない人もいます。本人が、自分は疎外されている孤独だと思わない限り、孤独とは無縁であるのは道理です。

ここで、私が知っている六十代半ばの男性の話をしてみましょう。

彼は依存症ではありませんが、酒が大好きです。日常生活で特に人付き合いが悪いわけではないのですが、酒を飲む時はだいたい一人だそうです。そして彼がよく行く酒場は、女性のいないカウンターバーであり、バーテンダーもこちらが話しかけない限り話しかけてはこない。彼の表現を借りると客を放っておいてくれる、要するに客とのほどよい距離感を保っている酒場です。

彼はその酒場がいたく気に入って十数年来、まだ会社に勤めていた頃から週に三、四回は通っていました。彼は一人、カウンターの止り木に腰掛けグラスを傾けながら、今日一日にあったあれこれや、今気にかかっていることを考えたり、昔あった出来事や懐かしい人を思い浮かべながらノスタルジーに浸ったりします。

さらに、深刻な悩みや不安がある時には、できるだけ客の多い大きな大衆酒場で飲むに限ると言います。その理由は匿名性の居心地の良さとでもいうか、見知らぬ他人の中にいると孤独になれるからであり、周囲に他者が多いほど孤独感は深まるそうです。

人生には身近な人間を含めて他者に相談しても解決できない悩みというものがある。そんな時、孤独な状態を意図的につくりだして、落ち込んでもかまわないから徹底的に一人で悩みに向き合う。あくまで、一人でなければならない。すると、どうすることもできないのだという諦念をも含めて、精神的な対処の仕方が見えてくると彼は言っています。心の整理さえつけば、今後取るべき行動も明瞭になるので、すぐに行動を起こす。これは、他者を必要としない「ひとり森田療法」とでも言うべき対処法ではないでしょうか。

ともあれ、このように「孤独」には、内省を促すという側面とある種の慰藉《いしゃ》もあるのです。

ちなみに彼は妻帯者ですが、特に妻との折り合いが悪いわけではありません。ただ、彼には孤独な状態が必要なのです。彼にとって「孤独」は敵ではなく、精神的危機に対処するために必要不可欠なものなのでしょう。さらに言えば、酒が必要なのではなく孤独になれる「場」が必要なのです。彼は、酒に逃避するのではなく、酒あるいは酒場を媒介にして心を整えていると言えなくもありません。

「それにしても飲み過ぎだろう、体に悪いじゃないか」というツッコミはさておき、私に言わせれば、彼は精神的強者であり特異な例です。したがって、一般の人々には彼のような考え方は、なかなかできることではないでしょう。また、アルコール依存症に陥る危険もあるので、誰にでもお勧めできる「療法」ではありません。ただ、「孤独」について考える時、いくばくかの参考になるかと思い紹介してみました。でも、くれぐれも飲み過ぎには注意しましょうね。

さて、「孤独」に関して最後にもう一つ、重要な指摘をしておきたいと思います。

孤独には、「実存的孤独」とでも言うべき本質的な孤独があります。人間は誰しも一人で生まれ、一人で死んでいく。つまり、生を受けた時から生を終わるまで、人間は孤独な存在であるということです。人間が人間である以上、孤独から逃れることは原理的にできないのです。

したがって、孤独が人間の属性であるということをしっかりと認識することは、とても大切なことです。逆説的ではありますが、こうした孤独の本質に向き合うことによりはじめて孤独感から解放されるということを私たちは知っておくべきでしょう。

昨今、「孤独死」が問題とされていますが、この言葉に法的な定義はありません。一般的な共通認識としては、独居の高年者が他者に看取られないまま死亡すること、重篤な病気に罹っても助けを呼べずに死亡することなどが孤独死とされています。

それはともかく、こうした孤独死自体は昔から珍しくはありませんでした。ただ、近年それが問題視されているのは孤独死が飛躍的に増加しているからです。その背景に、戦後の核家族化と平均寿命の延びがあることは疑いようがありません。そして、高齢化社会となった現在の日本では、高年者の増加により病床の数が決定的に不足する事態が目前に迫っています。

確かに、一人住まいの高年者や身障者など社会的弱者が、助けも呼べないまま痛みに苦しみながら死亡したり餓死したりする状況は、自治体やコミュニティが現実の問題として捉え、制度的に対処すべき問題でしょう。

ただ、誰でもいつかは死を迎えるわけであり、その際に誰にも看取られずに死んでいくこと自体がそれほど不幸なこと、問題視すべきことなのでしょうか。先にも述べたように、そもそも人間は一人で生まれ来て、一人で死にゆく存在なのです。だとすれば、一人で死に臨むことを特別寂しがることはないし、周囲がそれを憐れむこともないはずです。

さらに言えば、病院で死のうが自宅で死のうが、その死に優劣などないことは自明のことです。むしろ、これからの日本では、自宅でいかに死ぬかということを考えた方がいいかもしれません。

病や死に対する不安

人間にとって、病と死は普遍的不安だと言えますが、若いうちはそれを意識することはほとんどありません。しかし、高年になるとそうした不安はリアリティを伴った切実なものとなります。仏教の基本概念の一つに「生老病死」があることは、既に述べました。人は、生まれて、老いて、病にかかって、死を迎える。人間の一生をこれほどシンプルかつ的確に表現した言葉は他にありません。そして、人間である以上、誰しもこのサイクルから逃れることはできません。

ところで、仏教で説く「生老病死」には、もっと深い意味があります。

仏教における生老病死とは、生まれる苦しみ、老いる苦しみ、病にかかる苦しみ、死ぬ苦しみ、いわゆる「四苦」、根本的な四つの苦しみです。これに加えて「愛別離苦《あいべつりく》」（愛する者と別れること）、怨憎会苦《おんぞうえく》（恨み憎んでいる者と出会うこと）、求不得苦《ぐふとくく》（求めるものが得られないこと）、五蘊盛苦《ごうんじょうく》（心身が思い通りにならないこと）という四つの苦しみを合わせて「八苦」と呼びます。いわゆる「四苦八苦」です。

ただ、ここでいう苦しみとは一般に理解されている「苦しい」という意味ではなく、「思い通りにならない」ということです。私たちも日常生活の中で思い通りにならない時、「四苦八苦」すると言うではありませんか。確かに、生きるということは「思い通りにならない」ことと同義かもしれません。

人間は老います。ピークを過ぎれば必ず老います。老いると頭が禿げたり、シワが増えたり、肌がたるんできたり、物覚えが悪くなったりします。化粧品を使ったり、サプリメントを飲んだりして老化を遅らせることはできても、老化そのものを止めることはできません。嫌だなと思う人もたくさんいるはずです。しかし、思い通りにはならないのです。

人間はまた、老いると病気にかかりやすくなります。そして、病気にかかると痛かったり、苦しかったり、体が不自由になったりと、嫌なことだらけです。でも、やはり思い通りにはなりません。

さらに病気が重くなると、死が近寄ってきます。そして、ある日余命を宣告されます。もう逝かなければならないのか、もっとこの世にいたいのに、ああ嫌だ。けれども、絶対に思い通りにはなりません。逆に、長く生き過ぎてほとほと疲れ、早くお迎えが来てほしいと思っても思い通りにはならないのです。

老いるのも、病気にかかるのも、死ぬのも、その根本原因は生きているからです。そして、なぜ生きているのかと言うと生まれたからです。こんなに思い通りにならない人生であるのなら、いっそこの世に生まれてこなければよかったと考えても、もちろん思い通りにはなりません。

このように、私たちの一生は「苦＝思い通りにならないこと」に満ちていると言ってもいいかもしれません。仏教は、なかなか凄みのある真理を説いています。

何だか仏教講話のような話になってしまいましたが、それではこの「苦」に満ちた人生には何の意味もないのか。そんなことはありません。何でも思い通りになると、最初のうちは幸せに感じるかもしれませんが、そのうちつまらなくて仕方なくなるように思えます。

広辞苑には、寿命とは「命のある間の長さ。齢。生命」とあります。つまり、寿命とは生命そのものの意であり、だとすれば「病」も「死」も生命の一部だということになります。また、生物学的にも「死」は種が生き残るための能力として位置付けられています。

人には必ず寿命があります。若くして亡くなる人もいれば、百歳を超えてなお生きる人もいます。事故などによって非業の死を遂げる人もいれば、安らかな死を迎える人もいます。そうした違いはあっても、それらはすべて寿命なのです。

遺伝子の機能は人それぞれによって異なり、寿命はあらかじめプログラミングされています。また、一見偶然に見える死も、やはりあらかじめ決められた寿命なのです。

寿命の長さに本質的な意味はありません。長い短いに関わらず、人の寿命にはそれぞれ固有の意味があるはずです。生老病死、思い通りにならない「苦」に満ちているように思える寿命にも必ず大きな意味があると私は考えています。人間に限らず、ミジンコのような微生物でも路傍の石でも、およそこの世界に存在するものには、すべて何らかの理由があって存在しているのではないでしょうか。

総理大臣であろうがホームレスであろうが、人間である以上「病」を経て「死」は平等に訪れます。したがって、不安に思っても意味のないことなのです。そして、こうした人生の実相を認識し「病」や「死」に向き合えば、不安を和らげ心を整えることができるはずです。

感情の整え方

少々重い話が続きましたが、ここでは高年期の日常生活における感情のコントロールについて述べてみましょう。難しい話ではないので、軽い気分で読んでみてください。

さて、人間の感情は前頭葉によって制御されているということは繰り返し述べてきましたが、前頭葉は加齢によって委縮しその機能が低下してくることから、ともするとうまく感情をコントロールすることができにくくなってきます。とりわけ、「怒り」という感情の制御が困難になる傾向があります。

高年になると、家庭内や近所で、病院の待合室で、あるいは電車の中などで、冷静になって考えれば非常に些細なことであるにも関わらず、他者の言動に突発的とも言える激しい怒りや苛立ちを覚えることがあるのではないでしょうか。このような情動は、若い頃にはなかったはずです。

こうした負の感情発露が高じると、苛立ちが恒常化して何に対しても腹を立て、しかもそれが持続するという病的な状態となります。そして暴言を吐いたり、ひどい場合は暴力をふるったりするようになります。いわゆる「暴走老人」であり、七十代に多く見られるようです。そして、暴走老人の怒りの矛先は、往々にして自分より立場の弱い者、コンビニのアルバイト、病院の女性看護師、役所の窓口スタッフなどに向けられるので始末に負えず、周囲に忌み嫌われる存在と化します。こんな老人になるのは、誰だって嫌なはずです。もっとも、暴走老人が増えつつあるのは、高年者を取り巻く日本の社会環境も大いに関係しているのではないかと私は考えています。

それはともかく、前頭葉の機能低下は自然の摂理とはいえ、高年になっても突発的な怒りを制御することがまったく不可能というわけではありません。

みなさんは、ＥＱという言葉をご存知でしょうか。ＥＱとは、アメリカの心理学者ピーター・サロヴェイ教授とジョン・メイヤー教授によって提唱された概念を心理学者のダニエル・ゴールマンが広め、タイム誌がＩＱに対置して心の知能指数（Emotional Intelligence Quotient）として紹介したことで広まったものです。

知的活動を測定する指標であるＩＱ（知能指数：Intelligence Quotient）は広く知られていますが、ＩＱでは情動に関する能力は除外されています。それに対してＥＱは、まさにこの情動、すなわち感情をコントロールする能力を測定する指標です。

ＥＱを測定する主要なポイントは、以下にあげる五つの能力です。

①　自分の感情を認識できる
②　自分の感情を制御できる
③　物事をポジティブに捉え自分を動機づけることができる
④　他者の感情を認識できる
⑤　他者との共感関係を構築できる

ＥＱは前頭葉の機能と深く関わっていることから、四十歳を過ぎる頃から低下していきます。一般にＩＱは加齢によって低下していくと思われがちですが、実は高年になってもそれほど低下はしません。

ＥＱの観点からすると、先にあげた五つのポイントの中でも①が特に重要です。自分の感情を客観視することができれば、②の感情制御が容易になり、その結果③の意欲の増進につながり、④、⑤の他者とのスムーズな人間関係構築が可能となります。

もうおわかりのように、ここでも森田療法のコンセプトは活きてくるわけです。

確かに、世の中にはけしからん連中はいます。ただ、それも程度問題です。本気で怒らなければならない場合もあるでしょうが、腹が立つ対象のほとんどは取るに足らないことが多いはずです。たとえば、歩道であなたの前を三、四人のオバさんたちがペチャクチャしゃべりながら横並びにノロノロ歩いていて行く手をはばんでいたとしましょう。そんな時、「なんだこいつらは、腹立つオバハンたちやな」と苛立つかもしれません。でも、一言「ちょっと通してくれますか」と言えばすむことです。そうした冷静な判断を可能にするためには、まず自分の感情を客観的に認識し心を落ち着かせることです。

常識のない人間や無神経な言動をとる人間というのは、どこにでもいるものです。そんな連中に腹を立てるのは正当な感情であり、否定する必要はまったくありません。けれども、そうした感情をひきずるのはよくありません。そんな感情は放っておけばいいのです。つまり、気にしなければいいのです。気にすればますます不快になる気分も、放っておけばそのうち間違いなく静まります。人間の感情には、そのような面もあるのです。森田療法では、これを「感情の法則」と呼んでいます。

何より、非常識だったり無神経だったりする相手に対する不快感を持続させるのは、大切な後半生において「感情の無駄遣い」です。また、怒りや苛立ちが心身に悪影響を及ぼすことは医学的な常識となっているので、心身の衰えが進んだ高年者にとって、こうした負の感情のコントロールは非常に大切になってきます。

心のプロを活用する

ところで、一部の精神的強者を除いて、人間の精神は当人が思う以上に脆いものです。ごく普通の人でも、ちょっとしたストレスによって心が不調になることは珍しくありません。そして心の不調が続くと、前述したように酒、ギャンブル、セックスなどに依存しやすくなります。

精神的危機に際して、何かに依存したくなるのは人間の自然な感情であり、それ自体は特殊なことではありません。ただ、そうした時には酒やギャンブルではなく、人に依存するのが健全な依存だと言えるでしょう。他者に精神的依存をすることは、悪いことでも恥ずかしいことでもありません。人間は他者と依存し合う生きものであり、人生は誰かに頼ったり頼られたりすることの連続です。

一般に、生真面目で責任感が強く繊細な人、つまり「いい人」と思われている人ほど悩みを一人で抱え込み、精神的危機を深める傾向があります。その結果、抱えた悩みに耐え切れなくなり、依存する対象を怪しげなカルト宗教や自己啓発セミナーに求めたりすることもしばしば見受けられます。一方、少数ではありますが、この手のストレスに強い人はその真逆で、楽天的かつ野放図、良い意味で鈍感な人が多いようです。

ともあれ、一般の人々は様々な要因で心が不調になった時、積極的に他者を頼るべきでしょう。

他者、たとえば肉親や親友など、自分が信頼できる相手に悩みを打ち明けること自体がストレスの緩和に大きな効果があり、また悩みの本質を客観視する上でも有益なのです。

ただ、自分に近しい他者には照れや羞かしさが先立ち、かえって悩みを打ち明けにくいという人も多いかもしれません。思春期の子供が親に性的な悩みを打ち明けにくいのと同じです。それに通常、一般の人には精神医学の専門知識はありません。

そんな場合、「心のプロフェッショナル」である精神科医や心療内科医のカウンセリングを受けることをお勧めします。

私の決して短くはない臨床経験を振り返ると、もっと早く来院されていれば容易に治癒できたのに、と思う重篤な状態の患者さんがたくさんいました。

最近はかなり改善しましたが、日本では長い間、精神科医のカウンセリングを受けること自体恥かしいことのように思う空気が一般にありました。その点欧米では、日本人が風邪をひいたら内科医に診察を受けるような感覚で、ちょっとした心の不調でも精神科医にカウンセリングを受けています。実は、コロナ騒動でもわかるように欧米では風邪くらいで医者にかかることはありません。医療費が高いか予約が取りにくいからです。しかし、自殺（未遂）するまで精神科医にかからないという日本のようなこともありません。

精神科医は人間の「心」を専門に研究と治療を続け、様々なメンタル面での障害事例とその治療技術のストックを有しています。当然のことながら、投薬も医師でなければできません。また、他領域の医師と同様、疾患に関する守秘義務が課せられているため、個人情報が外部に漏れることはなく、安心して悩みや不調のすべてを打ち明けることができます。

さらに言えば、精神科医はある程度は具体的な公的ケアの情報も持っています。たとえば、介護の負担で精神的疲労が蓄積しているような場合、介護を補助する公的サービスの窓口についても教えてくれるはずです。

私は、別に精神科医を代表して営業トークを述べているわけではありませんが、心が痛くなったり重く感じたりする時は、一人で悶々とするのではなく気軽に精神科を訪れてみてください。「餅《もち》は餅屋」と言うではありませんか。「心のプロ」をぜひ活用してみてください。

第四章　体の整え方

現在、日本人の平均寿命は男女共に八十数年ですが、昔と比べればずいぶんと寿命が延びたものです。この八十数年を長いと感じるか短いと感じるかは人それぞれでしょう。しかし、いずれにしても死ぬまでは生きなければならない、そして生きている限りにおいて自分の体を労《いた》わるよう努力すべきだと私は考えています。

世の中には、酒やギャンブルあるいはセックスに溺れ、心身を壊し、ひたすら堕ちていく生き方、いわゆる無頼な人生に「美」を見出す人もいます。けれども、それは極めて特異な人生観、世界観と言うべきでしょう。

私たちはそれぞれ唯一無二、オンリーワンの存在として生まれてきました。考えてみれば不思議な縁《えにし》であり、奇跡のようなことではありませんか。だからこそ、人生は誰にとっても貴重であり、高年になっても生きている間は生きることに懸命になるべきなのではないでしょうか。

というわけで、本章では高年期における体の整え方について述べることにします。

前にも述べたように、心と体は相互に影響し合っています。したがって、体の不調は間違いなく心の不調にもつながりやすくなるので、日々の暮らしの中で自分の体を労わるように心がけたいものです。

アンチエイジング

体の健康面における諸々の留意点を述べる前に、まずアンチエイジングに関する現在の状況に触れておきましょう。

日本では、一九九〇年代あたりから「アンチエイジング」という言葉が流行しましたが、中高年の人口比率が高くなるにしたがって、いたるところでこの言葉を耳にするようになり今ではすっかり定着しています。

化粧品やサプリメント、入浴施設やエステサロン、形成外科など、およそ女性（最近では男性も）の興味を示しそうな分野で「アンチエイジング」という言葉を使っていないところは皆無だと言っても過言ではありません。また、中高年を対象とした通販をはじめ様々なビジネスで、おまじないのように「アンチエイジング」をアピールしているところをみると、よほど関心が高いのでしょう。

ただ、アンチエイジングというと、ともすれば美容面に集中しがちですが、その本質は体の健康を維持することによってＱＯＬ（生活の質）の低下を防ぐことにあります。その結果、容姿の若さも保たれるということです。

アンチエイジングという言葉は、もともと「抗老化医学」という意で使われていましたが、現在では容姿を含め、若返るための方法論の総称となっているようです。

そんなものには関心がないという人もいるかもしれませんが、いつまでも若く美しい姿でいたいという中高年の気持ちはわからないでもありません。また、健康という面から考えてもアンチエイジングは決して悪いことではありません。ただ、運動などでアンチエイジングを追求するあまり一種の強迫観念が生じると、無意識のうちに心身にストレスが溜まり逆効果になるので、無理は禁物です。

いずれにしても、「不老不死」は人間の根源的願望であり、大昔からその研究はされてきました。しかし、生物個体の「不死」は原理的に不可能です。一方、「不老」に関する研究は、遺伝子および細胞のメカニズムがかなり解明されてきたことから長足の進歩を遂げています。したがって、将来は平均寿命が二十～三十歳延びる可能性はあるかもしれません。

再生医療の現在

ところで、現在の抗老化医学では、遺伝子操作による細胞の培養・移植の研究が主流となっています。少し横道にそれますが、ここで参考までにアンチエイジングの最先端技術である再生医療の現状を簡単に紹介しておきましょう。

再生医療において、現在最も注目されているのが幹細胞に関する研究です。

私たちの体を構成する細胞の中には、幹細胞と呼ばれる一群の特別な細胞があります。この幹細胞は、文字通りすべての細胞の幹になる母細胞であり、自己増殖をしながら様々な細胞に分化する能力を持っています。

幹細胞には、造血幹細胞、神経幹細胞、筋肉幹細胞、肝臓幹細胞など、生体を構成する組織や臓器にそれぞれオリジナルなものがあり、それらを総称して体性幹細胞と呼んでいます。これらの幹細胞は、怪我や病気で損傷した細胞を修復したり再生したりして、健康を維持する役目を担っています。したがって、この体性幹細胞が機能不全に陥ると、それぞれの組織細胞も不調となるわけです。だとすれば、故障した体性幹細胞の替わりとなる新たな幹細胞を移植すれば各組織は元気になるということになります。

というわけで現在、その臨床応用の研究が盛んになされています。ただ、今のところ、安全性と有用性が確認されている治療は、骨髄から採取した造血幹細胞の移植を除くとほとんどありません。

一方、体性幹細胞とは別に、胚性幹細胞（ＥＳ細胞）と呼ばれる幹細胞が一九九八年に発見されています。この胚性幹細胞は、受精卵の分裂初期の胚盤胞に存在し、すべての組織細胞に分化する能力を持つとともに、ほぼ無制限に自己増殖することができる、言わば万能細胞とも呼べる細胞です。そのため、この胚性幹細胞を取り出して培養し移植する技術が、近年大きな注目を浴びています。

ただ、ヒトES細胞を使った再生医療については、その素材が受精卵であることから、受精卵を既に一つの生命体であると位置づけた場合、倫理上大きな問題があるという指摘が各方面からなされています。また、培養されたES細胞とは、つまるところクローン細胞であり、部分的とは言え人間のクローン化に他ならないという点も指摘されています。現実にこの方向性の研究はほとんどなされなくなりました。そのため、こうした問題を克服しようとしたのがiPS細胞（ヒト人工多能性幹細胞）の研究です。

皆さんもご存じの通り、二〇一二年に京都大学の山中伸弥教授が「成熟細胞が初期化され多能性を持つことの発見」により、ノーベル生理学・医学賞を受賞しました。

山中教授の研究内容は、具体的に言うとiPS細胞の培養技術の開発です。教授が自ら名付けたiPS細胞とは、体細胞にいくつかの遺伝子を導入することにより、ES細胞のように多数の細胞に分化できる分化万能性と、分裂増殖後もそれを維持できる自己複製能力を持たせた細胞のことです。

このiPS細胞の培養技術が確立されれば、たとえば患者の皮膚から採取した細胞からiPS細胞を作り、それを患部の臓器などに分化誘導することが可能になります。つまり、理論上は患者自身の細胞から移植用の新しい組織や臓器を作り出すことができるというわけです。この技術は自分の細胞を使うことから、臓器移植に伴う倫理的課題や拒絶反応の問題も解決できるとされています。

ともあれ、この研究によって再生医療は大きく前進する可能性を秘めています。のみならず、こうした細胞を用いて、これまで有効な治療法がなかった難病の究明や、創薬のためのツール（道具）を作り出すことも期待されています。

その他、現在の再生医療ではテロメラーゼを抽出し投与することによって、老化を回避し寿命を延ばすという療法も研究されています。しかし、第二章でも述べたように、テロメラーゼはテロメアの活性化を実現する反面、正常細胞をガン細胞化するリスクも併せ持つ酵素であるという二律背反的な側面を持っていることから、実際の臨床で用いられるにはまだほど遠い段階にあります。

ここまで、アンチエイジングの最先端医療技術について紹介してきましたが、現在のところ費用も高く、研究段階なので実用的とは言えません。というわけで、以下にはＱＯＬをできるだけ長く維持するための、日々の生活における具体的な留意点をあげることにします。

一般に、若い頃は仕事で少々無理をしても、また生活面で特に注意しなくても、病気になることは少なかったはずです。しかし、高年になると生活習慣が病気の発症リスクに大きく影響を与えます。そして、生活習慣の中でも、特に食生活、睡眠、運動は高年者が留意すべき基本要素と言えるでしょう。

理想の食生活

「医食同源」という言葉があります。この言葉は、中国の「薬食同源」という考え方にヒントを得て、日本で使われるようになった造語です。

それはともかく、この言葉が意味するところは、美味しくて調和のとれた食事をとることによって病気は予防できるということですが、実に理にかなった言葉ではあります。

今さら言うまでもなく、老若に関わらず体の健康にとって食生活は非常に重要な要素です。とりわけ高年になってからは、ＱＯＬの低下を予防するという面から、その位置付けは重要になるので留意したいものです。

戦後の日本は一九六〇年代あたりから、長年にわたって長寿国の座を維持してきました。その最も大きな要因は、栄養面での劇的な改善です。それまでの食文化に加えて、肉や卵を多く食べるようになったことは特記されるべきでしょう。その結果、戦前一六〇センチメートル程度であった成人男子の平均身長は一七〇センチメートルを超え、五十歳前後であった平均寿命は男女共に八十代となっています。また、見かけも八十歳以下の年齢であれば、昔と比べて十歳以上若そうに見えます。実に驚くべき変化です。

近年では、欧米で日本の食生活がアンチエイジングおよび長寿という面から評価され、日本食は一大ブームとなっています。ただ、評価されているのは「現在の日本の食生活」であり、「昔の日本の食生活」ではありません。

戦前の日本の一般庶民、特に人口の過半数を占めていた農村部の食生活は、栄養学の常識からすると非常に貧しいものでした。「一汁一菜」という言葉があるように、日常の食卓に供されるのは、雑穀、麦や米などの主食に、漬物や梅干し、せいぜい目刺し一尾、それに味の濃い味噌汁といった組み合わせが一般的でした。ひと言で言えば、炭水化物と塩分だけの食事です。これでは、平均寿命が先進国の中で最低だったのも無理はありません。要するに、動物性タンパク質が決定的に不足していたのです。

明治以前、殺生を避ける仏教的感性から長い間肉類は忌避され、タンパク質の補給源は主として魚介類でしたが、その魚も全人口の大半を抱える農村部では、毎日食べられるわけではありませんでした。近代になって肉を食べるようになってからも肉や卵は贅沢品とされ、戦前までの食習慣はそれほど変わってはいません。

日本の食文化が大きく変化したのは、敗戦時の飢餓時代を経て社会が落ち着いてからです。戦後の日本人は、欧米の食文化を積極的に取り入れ、肉や卵、乳製品が一般家庭でも食べられるようになります。また、サンマやイワシ、サバといった安価な青魚、豆腐や納豆のような大豆食品など、日本の伝統的な食品も併せて一般家庭の食卓を彩るようになったことから、日本人の食生活はほぼ理想的なものになりました。

こうして、戦後の日本食や日本人の食生活は欧米からも評価されるようになります。しかし、肉類や乳製品を食べるようになって食生活が改善したにも関わらず、皮肉なことに近年の日本では肉類はなるべく避けるのが正しいといった風潮が支配的になっています。また、戦前の食生活を念頭において、粗食こそ体に良いといった本がベストセラーになったりしていますが、実に困ったものです。なぜなら、高年者にとって様々な栄養素を欠いた粗食は、確実にＱＯＬを低下させるからです。そして、寿命を縮めることになるからです。

こうした粗食や菜食主義、あるいは小食が評価される背景には、昨今の過剰なダイエット指向もあるのではないかと私は考えています。

日本の中高年は、健康や美容に関する情報、つまりアンチエイジング情報が大好きです。また、マスコミもそうした願望をわかっていて、昔から「この食品が健康や美容に効果がある」といった特集番組を度々放映しています。取り上げられる食品は、卵、紅茶キノコ、ココア、トマト、納豆など、数え上げればキリがありません。そして、それらの食品が影響力のある番組で紹介されると、スーパーの店頭からその食品がたちまち消えてしまうという珍現象が起こるのも常です。

私は、高年世代の皆さんが健康に関する情報に敏感であることは、とても良いことだと思っています。ただ、一つの食品に執着し他の食品の摂取がおろそかになることは、とても悪いことだとも思っています。

その昔「卵を食べてダイエット！」なんてテレビで紹介された時、一日にゆで卵を十個も二十個も食べるという極端な女子がたくさん現れました。そんなにたくさん卵を食べれば、当然のことながら他の食品は食べる気になれません。確かに、痩せることはできるでしょうが、必要なカロリーやその他の栄養素を摂らずに健康を維持することなどできるはずがないのです。少し考えれば誰にでもわかることなのですが、一つの食品で健康を維持するための栄養分をすべてまかなうことはできません。

というわけで、結論です。実に月並みではありますが、つまるところ理想的な食生活とは、肉も魚も野菜も、要するに何でもバランスよく食べるということに尽きます。特に高年になってからの食生活では、アンチエイジングという面からも、そうした習慣が非常に大切になってくるのです。

もっと肉を

「食」に関して、私から高年の方々に一つアドバイスがあります。「もっと肉を！」

欧米諸国に比べると、日本人の食生活の方が良いと言えるのは確かですが、唯一足りないのが肉類の摂取量であり、特に高年層ではそれが顕著です。

肉に含まれるタンパク質は病気に抗する免疫機能を高め、脂肪は免疫細胞のリンパ球を形成するという大切な役割を担っています。

そもそも人間は肉食動物であり、肉を食べるのは自然なことです。それにも関わらず、日本人の肉の摂取量は欧米と比べると体格差を考慮したとしてもあまりにも少ないのです。一日あたりの肉類の平均摂取量をみると、敗戦直後の飢餓時代は五・七グラム、飢餓状況を脱した一九六〇年でも二〇グラム以下、飽食の時代と呼ばれるようになった一九八〇年前後で七〇グラム、一九九〇年代では少し増えましたが、それでも八〇グラム程度でしかありません。しかも、一九八〇年頃から肉類はなるべく食べない方が良いといった風潮が続き、一九九五年をピークに漸減し始め二〇一七年には一九七〇年代のレベルまで減っています。

対して、欧米諸国では一日あたり二五〇～三〇〇グラムが平均値であり、日本との差が際立っています。もっとも、欧米人は逆に肉を食べ過ぎていると言えるでしょう。だからこそ、日本の食生活が評価されているわけです。

日本でも若い人は肉類を比較的多く食べています。日本の肉類摂取量の平均値が低い主要因は、高年世代の摂取量が圧倒的に少ないからです。

肉類に含まれる脂肪であるコレステロール、特に悪玉コレステロール（ＬＤＬ）を過剰に摂取すると動脈硬化の原因となります。対して、善玉コレステロール（ＨＤＬ）は、血液中の脂肪を回収し肝臓へ運ぶ機能を持つことから動脈硬化を予防するとされています。

いずれにせよ、欧米で心筋梗塞による死亡率が高いのは、明らかに肉類や乳製品の食べ過ぎによるものでしょう。そのため、近年の欧米では一日あたりの肉類の摂取量は一五〇グラムが理想とされているようですが、私は日本人でもその程度の摂取量は必要だと考えています。

悪玉コレステロール、何だかすごく体に悪そうなネーミングではあります。これまで健康談義の中では、必ず悪者にされてきましたね。けれども、それは動脈硬化という点のみを捉えた場合の話でしかありません。しかも、肉類を大量に摂取する欧米人のケースが基本となっています。しかし、悪玉コレステロールが細胞膜を形成し、それが免疫細胞を作る上で重要であり、男性ホルモンの原材料になるなど、体にとって大切な様々な役割を担っているという側面は意外に知られていません。

要するに、善玉悪玉に関わらずコレステロール値は高過ぎても低過ぎでも良くないということです。そして日本人、とりわけ高年世代にはコレステロールが足りないのです。

加齢によって、すべての細胞は老化してきます。消化を担う臓器も例外ではありません。また、高年になると代謝機能も衰えることから、一般に食欲は減退する傾向にあります。中でも肉類や揚げ物といった、脂肪や油分を含む食品に対しては拒否反応が出てくるようになります。そのこと自体は、老化に伴う自然な嗜好の変化であり、とりたてて特別なことではありません。

しかし、それでもなお、私は高年の方々にもっと肉を食べていただきたい。なぜなら肉、と言うよりコレステロールは、老化を遅らせQＯＬを維持するための重要な素材であるからです。また、フィジカル面だけでなく、メンタル面においてもコレステロールは好影響をもたらすことがわかっています。鬱病を発症させる器質的な要因の一つに、脳を活性化させる神経伝達物質セロトニンの減少があります。そして、セロトニンは必須アミノ酸のトリプトファンによって合成されますが、トリプトファンは体内では生成されません。したがって、食事によって体外から取り入れるしかありません。肉に含まれる良質のタンパク質には、このトリプトファンが含まれているのです。つまり、肉を食べることによって鬱病の予防にもなるということです。

というわけで、欧米人との体格差を考えたとしても、一日平均最低一〇〇グラム程度は肉類を摂っていただきたいものです。

なお、コレステロールは寿命にも大きく関係していることもわかっています。

実際、東京都老人総合研究所によって小金井市在住の六十九歳～七十一歳の市民を対象に、一九七六年から十五年にわたって実施された追跡調査（小金井研究）では、最も死亡率が高かったのはコレステロール値が一六九未満の低いグループ、次いで正常値のグループ、そして最も長生きしたのは二一九まで（男性。女性は二四九まで）の正常値よりやや高いグループであったことが報告されています。つまり、コレステロール値が低い人、ないしは正常である人より、高めの人の方が長寿であるということです。

また、長年長寿県の座を維持していた沖縄県では、肉類を一日平均一〇〇グラム摂っていました。不況のせいか、近年では九〇グラムに減っていますが、それが最近長寿日本一の座から滑り落ちた原因の一つかもしれません。

先に述べた加齢に伴う食の嗜好の変化、すなわち小食になり脂肪を含む食品を忌避するようになることを放置したままでいると、自然の摂理に従ってそのまま徐々に老け込んでいきます。要するに、肌や髪の毛の艶がなくなり、シワが増え、骨折しやすくなり、意欲も減退していきます。肌老いさらばえていくわけです。それでいいのだ、と達観されているのであれば、私から何も申し上げることはありません。

ただ、加齢によって嗜好が変化したとしても、食習慣は変えることができます。多少食欲がなくても、肉や魚を意識して食べるようにすれば、それが習慣付けられ苦痛ではなくなっていくはずです。高年の人でも健啖家《けんたんか》（食欲が旺盛で何でも好き嫌いなく食べる人）は、見た目も若々しく、長生きする人が多いのです。たまには奮発して、美味しいステーキを三〇〇グラムほど平げてはどうですか。きっと力が漲《みなぎ》ってくるような気分になるはずです。

繰り返します。若さと長寿を願うのであれば、もっと肉を！

ところで、フレンチ・パラドックスという言葉をご存知でしょうか。欧米諸国の中でもフランスは、肉やバターなど乳製品の消費量が特に多いのにも関わらず、アメリカやイギリス、ドイツと比べると心筋梗塞など心臓まわりの疾患がはるかに少ない。この逆説的な事実を称してフレンチ・パラドックスと呼ぶようになりました。

当初は、フランス人が赤ワインをたくさん飲むことから、ワインに含まれる成分が影響しているのではないかと推定されましたが、その後イタリアやスペイン、ポルトガルといったラテン系の諸国も同じような傾向があることがわかりました。さらに調べると、欧米以外の国では、赤ワインの消費量がそれほど多くない日本と韓国がフランスよりもっと心筋梗塞が少ないことが判明します。ヨーロッパのラテン系諸国と日本や韓国に共通しているのは、魚介類を日常的に食べているという点です。つまり、肉以外に魚を食べるという習慣が、心臓まわりの疾患の予防に効果的であることがわかったわけです。

魚介類、それも刺身など新鮮な魚を好んで食べ、大豆食品や発酵食品を多く摂る習慣があるのに加えて、肉類の摂取量が増えれば、日本人の食生活は完璧なものになるはずです。

三度の食事は大切に

繰り返すようですが高年、特に七十歳を過ぎると臓器の機能が衰えてくることから、一般に食欲が落ちてきます。しかし、アンチエイジングにしても、長寿にしてもその基本は食事です。言うまでもなく、人間の活動は食べることによって維持されています。

とは言え、高年になると若い頃のように本能的にたくさん食べることができなくなってきます。したがって、高年者には高年者なりの食生活における工夫が必要です。

ところで、フランスに私の師匠とも言うべき抗老化医学の権威であるクロード・ショーシャ博士がいますが、博士によって私はアンチエイジング、とりわけ食生活に関する深い知見を得ることができました。シューシャ博士による高年者の食生活に関する理論は、栄養学や分子生物学に基づいたものですが、その骨子は必要な栄養素を摂らないことで老化は進むというものです。ちなみに、博士はアンチエイジングの観点から、日本人の食生活を「世界一すばらしい」と評価しています。

さて、ショーシャ博士の食理論の一つに、「タイムリー・ニュートリション」があります。

このタイムリー・ニュートリションは、消化を担う肝臓、膵臓、腎臓、胃といった臓器には一日の時間帯により活動時間と休息時間があり、食事の内容はそのリズムに合わせて最適なものにしなければならないというものです。こうしたリズムを無視した食生活を続けると、体内の酸化を促し細胞の炎症を引き起こすことになり、老化が進むことになります。

したがって、臓器の活動時間帯ではない時間に食事をすると臓器に大きな負担をかけるので、不規則な食事は避けるようにしてください。

これまで私たちは、ずいぶんと間違った認識を何となく「常識」としていたのではないでしょうか。先に述べた粗食や肉を避けることもそうですが、三度の食事の内容に関しても、例えば朝食はトースト一枚とコーヒー、あるいは野菜サラダと果物だけといったように簡単にすますか食べなくてもいい、昼食は蕎麦か丼物といった単品、夜になって肉や魚といったご馳走をたくさん食べる、といったイメージが一般的であるように見受けられます。けれども、間違いです。

また、ダイエット指向もあるのかもしれませんが、高年の人の中には一日に二食でいい、極端な場合は一食でいいという人もいます。もちろん、最低限必要なカロリーや栄養素もとれないこんな食習慣も良いはずがありません。ただでさえ、食事がおろそかになりやすい高年者にとって、食事を抜くなど自殺行為に等しいのです。

一回の食事の量は少なくても、食事の回数を増やせばトータルで必要な栄養はとれるので、最低限三度の食事は大切にするようにしてください。

以下、ショーシャ博士の理論にしたがって、三度の食事内容について具体的に述べることにします。なお、臓器の活動時間から計算すると、朝食は七時〜九時、昼食は十二時〜十四時、夕食は十九時〜二十一時が食事をとるのに望ましい時間です。

まず、朝食。朝は肝臓の働きが活発になり始め、脂肪を燃焼するタンパク質を消化する機能が高まる時間帯です。したがって、一日のエネルギー源となる良質な脂肪とタンパク質を含む食品を食べるようにしましょう。その点、日本食の典型的なメニューは理想的です。例えば、サバの塩焼き（半身）と卵焼き、豆腐とワカメないしは長ネギの入った味噌汁、御飯を茶碗に軽く一杯、加えて梅干し一個とホウレン草のおひたしを付ければ完璧です。もちろん、魚を鶏のササミに代替してもOKです。同じような栄養分を含むのであれば、各食材は日によって変えた方が食欲も増すはずです。ただ、朝は膵臓の働きが不活発で糖分を分解するインスリンの分泌が十分でないため、甘いものは極力控えるようにし、コーヒーを飲む習慣のある人は砂糖を入れずにブラックで飲むようにしましょう。また、抗酸化作用の強いカテキンを含む日本茶は体に有益です。とにかく、朝はしっかり食べることを心がけてください。

次に昼食。この時間帯は肝臓の代謝機能が高まっているので、できれば肉類や乳製品をしっかり食べてほしいところです。また、サラダなど野菜類も食べて、ビタミン類や酵素を補給するようにしてください。サラダにかけるドレッシングは、オリーブ油を含んだものが理想です。糖分を含む炭水化物は、少量にすることを心がけます。

最後に夕食です。一般に夕食には肉類など重い食事をとりがちですが間違っています。この時間帯は、肝臓も膵臓も活動が停滞する時間です。したがって、細胞の炎症を起こさないためにも動物性脂肪や甘味類は控えるようにして軽めの食事にしてください。同じ理由で炭水化物の摂取もおすすめできません。味噌汁やスープ、刺身など良質な脂肪をとる分には問題ありません。アルコールも控えたいところですが、現実にはやはり夜ともなると一杯やりたい人も多いでしょう。ワインが大好きな私にはわかります。そんな人には、ほどほどの量にすることと、できれば抗酸化機能を有すポリフェノールを多く含む赤ワインをおすすめします。また、夜は体に蓄積された老廃物を処理する腎臓の機能が高まっているので、なるべく水分をとるようにしてください（アルコールではありませんよ！）。そして、二十一時以降の食事は避けるようにしましょう。

なお、甘いものが食べたい場合は、膵臓の機能が活発になっている十六時〜十七時に、間食として果物やカカオを七十五％以上含むブラックチョコレートを食べてはどうでしょうか。

ちょいポチャのすすめ

メタボリック・シンドローム（メタボリック症候群）という言葉、皆さんもよくご存じでしょう。一九九八年にＷＨＯによって命名されたこの言葉は、内臓脂肪型肥満によって高血糖や高血圧、脂質異常症といった症状が現れる症状を指しています。しかし、当初からその定義や診断基準は曖昧であり、基準値に関する明確なエビデンスが説明されていない、診断の医学的価値が不明確である、といった問題点が指摘されていました。

日本では「メタボ」と略され、たちまち流行語となり、それまでのダイエットブームと相まって「メタボ＝肥満＝不健康」という認識が社会全体に広がりました。

一方、政府は国が国民健康保険を運営する各市区町村、各健康保険組合、共済組合に対して、四十歳～七十四歳までの公的医療保険加入者全員を対象とした特定健診・特定保健指導（メタボ健診）を実施するように義務付けます。要するにデブを特定し、指導せよということです。名分は、中高年の生活習慣病を未然に防ぐというものでした。政府は、鳴り物入りのこの制度導入によって二兆円の医療費削減を実現できると、タヌキの皮を数えていました。しかし、私は以下に述べるような理由から、メタボ検診は実に愚かな制度だと思っていました。

まず、結果から言うと、制度導入から十年後の二〇一八年（平成三十年）に発表された厚生労働省の報告によると、皮肉なことに「糖尿病患者数の増加」、「糖尿病予備軍の増加」、「二十歳～六十代男性の肥満者の増加」などが認められています。

メタボと認定される基準の一つは、ボディマス指数（ＢＭＩ）と呼ばれる数値です。ＢＭＩ値は、体重（キログラム）を身長（メートル）の二乗で割った値ですが、厚労省および日本肥満学会は、この数値が二十五未満を正常値とし、それ以上を肥満としています。もう一つの主要なメタボ基準は腹囲、つまり腹部まわりの数値ですが、日本肥満学会は腹囲八十五センチメートル以上を一律に「肥満病」と定義しています。

しかし、厚生労働省の研究班による四十代のＢＭＩと平均余命を調査した研究では、太り気味（ＢＭＩ二十五以上三十未満）の人の寿命が最も長いという結果になりました。次いで、普通体重（ＢＭＩ十八・五以上二十五未満）の人、肥満（ＢＭＩ三十以上）の人、そして、痩せた（ＢＭＩ十八・五未満）人は最も寿命が短いことが判明しています。これは、コレステロール値と寿命に関する小金井研究の追跡調査の結果と同じです。つまり、動物性脂質（コレステロール）と肥満、そして寿命の因果関係において、一般に流布されている常識と現実のエビデンスの間に乖離があるということです。

また、腹囲に関して言えば、日本人成人男性の腹囲の平均が八十五センチメートル前後であることからすると、多くの健康な人が「肥満病」ということになってしまいます。ちなみに、統一国際基準では腹囲は基準から外れています。実際、身長に個人差があるのに腹囲は一律というのも異常としか言いようがありません。

また、ＢＭＩにせよ、腹囲にせよ、正常とされる基準値内の人たちの中にもたくさん存在する生活習慣病のリスクを抱える人たちをどう考えるのか。

そもそも、日本人には肥満者が少ないのです。例えば、体脂肪率三〇％を超える人がアメリカでは三〇％ですが、日本のそれは三％に過ぎません。欧米に旅行して街中を歩いた人であればわかるはずですが、日本人からすると「大丈夫か？」と思うほど太った人がゴロゴロいます。彼らの摂取するカロリー、とりわけ動物性脂肪の摂取量は、日本人のそれと比べものにならないほど多いのです。だからこそ、メタボリック・シンドロームを問題視するわけです。そうした実態を無視して、欧米と日本を同一に考えるのはナンセンスと言わざるを得ません。それにも関わらず、「もっとダイエットを」と狂奔する昨今の日本の風潮は、実に困ったものです。ましてや医学的、栄養学的基準が曖昧なメタボ検診を政府が義務付けるなど、とんでもないことです。

ところで現在、日本は飢餓状態にあります。と言っても誰も信じられないでしょう。確かにそれは貧困に伴う食糧不足からきているわけではないので、信じられないのも当然です。

次に興味深い厚労省のデータを紹介してみましょう。

敗戦直後、国民が飢えていた一九四六年（昭和二十一年）、一人当たり一日の総エネルギー摂取量は一九〇三キロカロリーでした。その後どんどん栄養事情は改善されていきますが、約六十年後の二〇〇五年（平成十七年）ではどうでしょうか。何と一九〇四キロカロリーです。少なくともカロリーベースでみれば飢餓時代と変わりません。公表はされていませんが、おそらく現在の北朝鮮の摂取カロリーよりも低いのではないでしょうか。

それでは、なぜ現在の日本人に飢えているという感覚がないか。敗戦直後に比べて炭水化物の摂取量こそ激減しましたが、タンパク質と脂質の摂取量が飛躍的に増えたからです。確かに、糖分を多く含む炭水化物を控え、タンパク質や脂質を多くとるという食生活は理にかなってはいます。ただ、炭水化物は摂り過ぎると動脈硬化や糖尿病を誘発しますが、一方で脳や中枢神経のエネルギー源となる大切な栄養素であることも認識しておくべきです。しかし、それでもなお現在の日本人のエネルギー摂取量は少な過ぎます。日本でも若い世代は食欲旺盛であることを考えると、やはり中高年世代のエネルギー摂取量が極端に低いという推論が成り立ちます。

なお、私が特に気になるのは、一九九八年（平成十年）を境に肝心のタンパク質と脂質の摂取量が年を追うごとに漸減していることです。言うまでもなく、一九九八年はメタボリック・シンドロームという言葉が世界的に認知された年です。

先に述べた通り、厚労省や肥満学会が標準値（BMI二十五以下）を提示したにも関わらず、BMIが二十五～三十の人が最も長生きするということは厳然たる事実です。つまり、肥満学会が言うところの肥満度1、やや肥満気味という人が長寿なのです。

最近の中高年世代には、「アンチエイジング＝痩せる」と単純に思い込んでいる人が多いように見受けられますが、間違いです。アンチエイジングの本質は、まず健康な体をできるだけ長く維持することにあります。アンチエイジングの中に若々しい容姿への願望も含まれていることは私も理解しています。しかし、「痩せる＝若々しさ」という思い込みも大きな間違いです。決して痩せればいいというわけではないのです。十分な栄養を摂らずに若さを保つことはできません。肌艶を保つには肉類に含まれる脂質が不可欠です。十分な栄養を摂らずに痩せたとしても、すぐに骨折したり、腰が曲がったり、顔もシワクチャになるのでは意味がないでしょう。さらに言えば、食べることをがまんして寿命を縮めるのであれば本末転倒と言う他ありません。

というわけで、過剰な肥満はもちろん良くありませんが、高年の方々はやや肥満気味、言い換えれば「ややポチャ」の体型が理想的体型だと私は考えています。

高年になると変化する睡眠習慣

近年、睡眠の重要さが様々なメディアで取り上げられています。とても良い傾向だと私は思っています。実際、睡眠は食欲、性欲とともに人間の三大欲求の一つであり、生命活動を維持する上で非常に重要な要素です。

一方、日本人の睡眠時間はかなり短く、調査によると五人に一人が何らかの睡眠障害を訴え、先進国の中では最も「眠っていない国民」だとされています。睡眠障害を起こす主要な原因の一つはストレスですが、やはり現在の日本社会にはストレスを抱えやすい要因が潜んでいるのではないでしょうか。とても悪い傾向です。

睡眠不足が続き生活リズムが乱れると、メンタル面にも影響を及ぼし、鬱症状を引き起こすことがままあります。また、フィジカル面でも肥満、糖尿病、高血圧、脂質異常症、脳卒中、心疾患といったリスクが増加することもわかってきています。このように、睡眠は心と体の健康にとって、とても大切な要素の一つなのです。

余談ではありますが、不眠状態の持続時間のギネス記録として、一九六四年（昭和三十九年）アメリカの高校生ランディ・ガードナーさんによる二百六十四時間十二分という記録があります。

この時、実験開始から三日経つと記憶力が低下し、五日目には極度の苛立ちが生じて猜疑心が強くなり、幻覚が現れ簡単な計算もできなくなったそうです。まったく眠らないという状態が長期に続くと、動物は生命を維持することができません。

ちなみに、この記録はその後更新されていません。なぜなら、健康リスクを考慮しギネス社が更新を拒否したからです。まあ、当然でしょう。このような蛮行は、ぜひともやめてもらいたいものです。

ところで、「睡眠不足」と「不眠症」はその意味が微妙に異なります。睡眠不足とは身体的に眠れる状態にあるにも関わらず、仕事などで物理的に十分な睡眠時間を確保できない状態のことです。対して、不眠症は眠れる時間はあるにも関わらず眠れないという睡眠障害の一つです。

不眠症の具体的な症状としては、次の三つがあげられます。

① 寝つけない（入眠障害）
② 睡眠中に目が覚める（中途覚醒）
③ 朝早く目が覚める（早朝覚醒）

なお、一般には七時間～八時間が適正な睡眠時間とされていますが、それはあくまで目安です。実際には個人差があり、必ずしも七時間眠らなければならないということではありません。朝目覚めた時、気分が爽快で意欲が湧くような状態であれば、それが自分にとっての適正な睡眠時間だと考えてさしつかえないでしょう。

いずれにせよ、睡眠時間が不足すると日中に眠気や疲労感を覚え、フィジカル、メンタルともに鈍い不快感が生じます。また、集中力や記憶力が低下し、パフォーマンスも落ちがちになります。

一般に高年になると健康な人でも睡眠の習慣は変化してきます。まず、体内時計の加齢変化によって、若い頃と比べると早寝早起きになります。そして、熟睡できない人が多くなります。正常な睡眠では、深い眠りであるノンレム睡眠と浅い眠りであるレム睡眠が、一定の時間（九十分程度）で交互に生起しますが、高年になるとノンレム睡眠が短くなることから睡眠が浅くなります。そのため、尿意などによって睡眠の途中で目が覚めることが多くなります。加齢によるこうした睡眠の変化は、老化の一過程であり不自然なことではありません。若い頃のように、十時間以上ぐっすり眠りたいと思ってもなかなかそうはいきません。したがって、六時間なら六時間、自分にとって適正で質の高い睡眠をとることができれば問題はありません。しかし、高年者に多い不眠症をはじめとする睡眠障害は、心と体に悪い影響をもたらすので治療が必要になります。

なお、高年者の睡眠障害と心の不調の間には、強い関連性があることが知られています。定年や親しい人との死別、孤独感などからくる心理的ストレス、メリハリがなく引きこもりがちな日常生活、また鬱病や認知症、アルコール依存症などの疾患は、睡眠障害の原因となります。逆に、睡眠障害がそうした心身の不調を誘発するということもできます。

加齢に伴う「眠れない状態」に対して、よくありがちなのは「早くベッドに入る」ことと「酒の力を借りる」ことではないでしょうか。

高年になると、寝つきが悪くなることや途中で目が覚めることが増える一方で、寝床の中にいる時間は長くなるという統計があります。早寝早起きは悪いことではありませんが、眠くはないのに早く布団の中に入っても不眠対策にはなりません。なかなか寝つけず、うつらうつらとした状態が長く続き、その結果「眠れない」というストレスが生じることから、かえって不眠を悪化させます。こうした時は、がまんせずに精神科医に相談して睡眠導入剤を処方してもらうようにしてください。

また、酒を飲むことによって寝つきが良くなるという俗説が意外に広く信じられているようですが間違いです。酒を飲んでも一時的な効果しかなく、逆に睡眠の質が低下し中途覚醒が増えて不眠症状が悪化するだけでなく、依存症の契機ともなるので避けるようにしてください。

一方、高齢者がかかりやすい睡眠障害の中でも睡眠時無呼吸症候群は、通常の睡眠薬では治らないので専門医による検査が必要になります。この睡眠時無呼吸症候群は、睡眠時に何度も呼吸が一時的に停止する（十秒程度）病気ですが、無呼吸時には全身が低酸素状態となることから体の負担が大きく、睡眠状態を悪化させます。さらに、酸素不足から心臓に過剰な負担をかけるため、心不全を併発することもあります。また、本人が自覚しにくいため、周囲が気をつけなければばならないのもこの障害の特徴です。

症状としては、無呼吸と大きないびき、日中の眠気、恒常的な疲労感などがあげられます。睡眠中に体を休ませることができないため、重度になると日中に激しい眠気を催し、自動車の運転中に事故を起こすことになりかねません。

いずれにせよ、以上述べてきたような睡眠障害は精神科のテリトリーでもあるので、気軽に相談するようにしてください。

余談ではありますが、「ゲゲゲの鬼太郎」で有名な漫画家の水木しげるさんは、睡眠をとても大切にして、九十歳を超えても一日十時間は眠っていたそうです。すごいですね。また、高年になっても食欲が旺盛で、特にすき焼きが大好きだったそうです。水木さんは、二〇一五年（平成二十七年）に九十三歳で亡くなる直前まで連載を執筆されていたそうですから、佐藤愛子さんと同様まさに「スーパー・オールド・オールド」です。水木さんは、高年者にとって食事と睡眠がいかに大事であるかを体現したような人でした。

睡眠障害と認知症

ここで、参考までに睡眠障害とアルツハイマー病など認知症との関係についても述べておきましょう。

認知症の患者さんは、同年代の高年者と比べても睡眠がさらに浅く、症状が進んだ段階ではわずか一時間程度の時間でも連続して眠ることができなくなります。

また、睡眠と覚醒が昼夜逆転することも多く、そのリズムは不規則になりがちです。体が起きているのにはっきりと覚醒していない時には「せん妄」、いわゆる夢現《ゆめうつつ》の状態に陥り、不安感から興奮しやすくなります。さらに、夕方になると徘徊、興奮して奇声を発するといった「日没（夕暮れ）症候群」と呼ばれる異常行動が出現することもあります。

現在のところ、認知症に伴う睡眠障害を治す薬剤は残念ながらありません。睡眠薬や鎮静剤も一過性の効果しかないし、投与し過ぎると転倒による骨折や誤嚥などが起きやすく記憶障害も悪化するので、ＱＯＬの低下によって結果的に介護の負担は増えることになります。

対処法は、とにかく規則正しい生活を励行させることであり、以下にあげたようなことを粘り強く繰り返すことによって改善する場合もあります。

① 日中なるべく日光を浴びるようにする。
② 就寝と起床の時間を守る。
③ 室温や照度など就寝の環境を整える。
④ 食事時間を規則正しくする。
⑤ 日中の活動時間を確保しベッドに寝ないようにする。

もっと光を

皆さんは、秋という季節にどのようなイメージを持っていますか。きっと、イヴ・モンタンが歌うシャンソンの名曲『枯葉』を思い浮かべる方も多いのではないでしょうか。そう、昔から人は秋になると、どういうわけかメランコリックな気分になるようです。

人々が秋という季節に対して「物思いに沈む」といったイメージを持つのには、実はちゃんとした生理学的理由があるのです。ポイントは、脳内物質セロトニンの量です。

セロトニンの減少が鬱病発症のリスクとなることは既に述べましたが、日光にはこのセロトニンの分泌を促進する働きがあるのです。秋から冬にかけて、北半球では日照時間が短くなります。つまり、日光を浴びる時間が減少し、セロトニンが生産されにくくなるわけです。実際、朝目覚めて窓から光が射していると、なぜだか気分が良くなるはずです。外に出て真っ青な空が広がっていると、爽快感を覚えウキウキした気分になるのではないでしょうか。

肉を食べてセロトニンを生成するトリプトファンを摂取し、日光を浴びてセロトニンの分泌を促す。高年世代にとって、「肉」と「光」は心身を整えるためにとても大切な要素であることをぜひ知っておいてください。

運動は面倒だが役に立つ

運動は有益です。とりわけ全細胞の劣化が進みつつある高年者にとっては、若い人以上に有益です。

高年になると体力が落ちて動くことが億劫になることから、ともすれば家に引きこもりがちになります。日がな一日ソファーに寝そべり、ポテトチップスを頬張りながらテレビを見続ける。そんな生活をしていると確かに体は楽でしょうが、少なくともアンチエイジングという面からすれば最悪な生活習慣です。高年になったからといって動かないで何もせずにいると、自然の摂理に従ってどんどん老化が進み、車椅子の生活まで一直線です。筋力は低下して足腰が弱り、皮膚はたるんで贅肉は付き放題、脳は極めて不活発になりボケも進行します。要するに、ろくなことはありません。

ただ、高年になってからの運動に関して、大切なことを一つ指摘しておかなければなりません。それは、過度な運動は老化を進め寿命を縮めるということです。なぜなら、既に述べたように、細胞の天敵である活性酸素を大量に発生させるからです。繰り返しますが、運動も、し過ぎると寿命を縮めます。

というわけで、運動といっても高い会費を払ってジムに通うとか毎日ジョギングしようとか、大げさに考えることはありません。まずは、掃除や洗濯、料理といった家事を率先してやることから始める。地域のボランティアに参加するのもいいでしょう。とにかく、毎日意識的に少しでも体を動かすようにしてください。

さて、こうした生活の中の「通常の身体活動」に加えて、意図的に行う軽い運動を日常生活の中にルーティンとして組み入れると、アンチエイジング効果はさらに増大します。

実際、高年世代にとって日々の軽い運動は、フィジカル面でもメンタル面でも非常に大きなアンチエイジング効果が期待できるし、ひいては病気やケガの予防にもつながります。歳をとれば誰だって身体機能は低下しますが、ちょっとした運動を習慣付けることで老化を遅らせることはできるのです。

具体的な効果として、ウォーキングのように全身を使う有酸素運動は心肺機能が改善され骨を丈夫にし、ストレッチなど筋肉トレーニングは歩行をはじめ足腰を使う筋肉や関節の能力を向上させケガや事故の防止につながります。さらに言えば、運動することによって脳内の血流循環を良くすることができるので、ボケや認知症の予防にも効果があります。

こうした運動を続けると、肉体面だけでなく精神面でもストレスを発散する効果があり、気分が上がり爽快感を得ることができるはずです。

なお、こうした運動のポイントは三日坊主にならないこと。大切なのは一にも二にも持続することです。運動を始めた最初の頃は、それが短い時間であっても、つい「面倒だな」とストレスを感じるかもしれません。けれども、毎日歯磨きをするのと同じで、一定の期間続けていればそれが毎日のルーティンとなり、ストレスを感じなくなるはずです。

繰り返すようですが、運動を始めるにあたっての注意点は絶対に無理をしないこと。イメージとしては、普段の生活活動よりも少しだけ体を多く動かしたなと感じる程度の運動です。トップアスリートがストレッチの教則本を出しベストセラーになっているものもありますが、決して高年世代が同じようなことをやってはなりません。高年者には高年者に適した運動というものがあるのです。間違っても、真夏の炎天下で長時間のジョギングをするなんてことは、絶対にしないようにしてください。

昔から「年寄りの冷や水」と言いますが、無理な運動は逆効果であるということをしっかり頭に入れておくこと。特に七十歳を過ぎてからの激しい運動は厳禁です。ケガや事故を招くだけでなく、老化を促進して寿命を縮めます。

誰でもできる鎌田式簡単ストレッチ

高年世代向けの運動を紹介した本はいろいろ出版されているので、書店に行くかインターネットで調べて自分に合った運動を選ぶのもいいでしょう。

ストレッチに関して言えば、毎朝のラジオ体操でも十分に効果がありますが、高年世代にとても有効なストレッチを鎌田實さんが提唱し、テレビ番組でも紹介されているので、その要旨を述べておきましょう。

諏訪中央病院の名誉院長である鎌田さんは、院長時代に高年世代の食生活を指導し、それまで全国的にも低かった長野県の寿命ランクを一位に導いたことで有名な高年専門医です。

現在七十二歳の鎌田さんは、五年ほど前に体重が八十キロに増え不整脈の症状が出てきたそうです。これはいかんと思われたのでしょう、自ら「鎌田式かかと落とし」と「鎌田式スクワット」と命名したオリジナルのストレッチを考案し実践することになりました。その結果、三年間で九キロの減量に成功し健康を取り戻すことになります。

鎌田さんによれば、このストレッチの目的は「貯筋」、つまり筋肉を蓄えることにあります。また、食べないでダイエットするというのは最悪のダイエット法であることは既に述べた通りですが、鎌田式ストレッチの嬉しいところは食べたいだけ食べても太らない体質をつくる点にあります。ちなみに、鎌田さんはカツ丼など肉類や揚げ物が大好きだそうです。

ともあれ、鎌田式ストレッチは、以下にあげるように実に楽ちんな運動です。

まず、「かかと落とし」。このストレッチは下がっていた骨密度を上げ、骨を強くする効果があります。また、一定のリズムをつけて行うと脳内にセロトニンが分泌され、ストレスを緩和します。実際の動作は次のようなものです。

① つま先を上げる（二秒）
② つま先で立ち上がる（二秒）
③ かかとを落とす（腰痛がなければ勢いよく落とすとその刺激で骨が強くなる）

一連の動作十回を一セットとし一日三セット。二カ月ほどで効果が出る。

次は「スクワット」。体内で最も筋肉量が多い太腿を鍛えることで代謝が上がり、太りにくい体質になり、下半身が安定するといった効果があります。動作は次の通りです。

① 自分の前後に椅子を並べ、前の椅子の背もたれに軽く手を置いてつかまり、肩幅と同程度に足を開く。

② 尻を後ろの椅子に向けて突き出すようにしてゆっくりと腰を落とし、尻が椅子に触れると同時にゆっくり体を立ち上げ元の姿勢に戻す。

この動作を十回一セット、一日に三セット行う。一カ月で効果が出る。

「かかと落とし」と「スクワット」の実行時間は、すべて合わせても一日あたりわずか五分程度です。「しんどい運動は嫌だけど若さは保ちたい」なんてムシのいいことを考えているあなた、実に有難いストレッチじゃありませんか。

なお、中級編、上級編もあるので、より詳しく知りたい方は鎌田さんの著書『鎌田式「かかと落とし」と「スクワット」』（集英社）を読んでみてください。

散歩のすすめ

さて、高年になってから誰でも無理なくできる運動といえば、思い浮かぶのはやはりウォーキングでしょう。利点としては、距離や歩く速さを自分で決めることができるので体にかかる負荷を調整しやすいこと、日光を浴びるので先に述べたようにセロトニンの分泌を促進させることができることです。歩く時間の一般的目安としては、六十代であれば毎日四十分〜五十分程度、七十歳以上だと二十分〜三十分といったところでしょうか。

ただ、毎日決まったコースを決まった時間で黙々と歩くのではなく、歩くコースに変化をつけると、単なる歩行運動がぐっと楽しくなるはずです。ウォーキングというより散歩と言った方がいいですね。

昔「散歩は旅だ」と誰かが言っていましたが、確かに「小さな旅」だと言えなくもありません。自宅の近くであっても、歩く方角をちょっと変えてみると気分もずいぶん変わるのではないでしょうか。散歩は、体だけでなく心にとっても有益です。

心を解き放って歩けば、会社勤めをしていた時には視えなかったものが視えてくるはずです。季節の移り変わりを体感し、気が付かなかった路地や路傍に自生する名も知らない可憐な花を見つけるといった小さな発見は、それまでの忙しい生活で干からびて硬くなってしまった心を溶解し癒してくれます。

時には成り行き任せで電車に乗り、知らない駅に降りて小一時間ほど歩いてみるのもいいでしょう。どんな町にもそこに暮らす人々の「生」の息吹が立ち込めていて、必ず新鮮な発見と刺激があるはずです。

繰り返しますが、散歩は有益です。いつまでも部屋に寝転がっていないで、動きやすくオシャレな服装に着替え、スニーカーを履いて外に向かって歩き出そうじゃないですか。

酒と煙草という名の悪女

酒と煙草。この大昔からある人類にとって馴染み深い嗜好品は、様々な小説、詩歌、映画やドラマに小道具として登場し、作品に彩《いろど》りを与えてきました。それだけに、健康ブームの現在においても、なかなか縁が切れない人も多いように見受けられます。悪いことだとはわかっていても愛着を捨てきれない腐れ縁、「悪女の深情け」のようなものかもしれません。

もっとも、酒に関しては昔から「百薬の長」とも呼ばれ、適度な量であれば食欲を増進させるなど体にも良いことがわかっています。

古来、哲学者たちも酒についての名言を残しています。

「真理は酒の中にある」プラトン

「宴会と同じように、人生からも飲み過ぎもせず、喉が渇きもしないうちに立ち去ることが一番良い」アリストテレス

「酒は人を魅了する悪魔である。うまい毒薬である。心地よい罪悪である」アウグスティヌス

「私は飲みながら考え、考えながら飲む」デカルト

「多過ぎる酒、少な過ぎる酒は同じだ。人に酒を少しも与えなければ彼は真理を知ることができない。与え過ぎても同じことだ」パスカル
「ワインは一つの道徳的、心の素直さを運ぶ物質である」カント

何だか酒好きな哲学者たちの自己弁護に思えなくもないですね。

古今東西、酒が人々の人生を潤してきたことは事実です。しかし、その一方で過剰飲酒が様々な悲劇を起こしてきたこともまた事実なのです。現在の日本においても、酒で人生を棒に振った人はたくさんいます。

アルコールの過剰摂取は、身体に大きなダメージを与えるだけでなく、精神に変調をきたし人間関係が破壊されることがままあります。また、鬱病につながるリスクや、認知症との因果関係もわかってきています。さらに、重度の依存症やアルコール中毒になると、精神病院での入院治療が必要になります。

ちなみに、年間二百万リットルの酒類が消費され、大酒呑みが多いとされるロシアでは、国民の八十%が依存症の第一段階にあるという報告があります。また、WHOによると、ロシア人の死因の三十%が急性アルコール中毒、肝硬変、事故、自殺などアルコールに起因したものです。平均寿命も六十五歳前後と主要国の中では最短で、アルコールは人口減少の一因となっていました。そのため、二〇〇八年頃からロシア政府はアルコールの過剰摂取を国家的厄災とし、酒類の

CM禁止、夜間の販売禁止、未成年への販売厳禁など規制策を次々と打ち出しました。その効果もあって、近年では徐々にではありますが摂取量は減りつつあるようです。

ともあれ、いくら好きでも、特に憂鬱な気分になった時はアルコールがセロトニンを減少させ鬱病の引き金になるので、酒の飲み過ぎは厳に戒めるようにしてください。重度の依存症やアルコール中毒である場合、治療して治った後に一滴でも飲むと、ほとんどの人がリバウンドのように飲酒に走り、元の木阿弥になってしまいます。したがって、治癒した後は全面禁酒ということになるわけです。そんなことになるくらいなら、日頃から適度な酒量を守り、いつまでも楽しく酒を飲んだ方がいいじゃないですか。

さて、次は煙草です。煙草についても、いろんな人がいろんなことを言っています。

「煙草をやめるなんてとても簡単なことだ。私は百回以上も禁煙している」マーク・トウェーン
「アリストテレスがなんと言おうと、哲学が束になってかかってこようと、煙草に勝るものはあるまい」モリエール
「タバコは完全な愉楽の完全な典型である。実にうまい、そして不満を追い払う。それ以上何を望もうか」オスカー・ワイルド
「私は、むやみにタバコを吸う。その一本一本が、じつは『棺桶』の釘であるということは本人

がよく知っている」養老孟司

ところで、現在販売されている煙草のパッケージには、喫煙が肺ガンの原因の一つであり喫煙者が肺ガンで死亡する確率は非喫煙者の二倍〜四倍高いこと、また妊婦の喫煙は胎児の発育障害や早産の原因の一つとなる、なんてことがしっかりと表示されています。考えてみると、おかしなことではありますす。煙草会社は自ら「毒」を売っていることを堂々とアピールし、政府はその販売を許し税収源の一つとしているわけです。

それはともかく、喫煙の影響にも個人差があり、体に与える害が一〇〇の人もいれば一の人もいます。また、まったく煙草を吸わない人でも肺ガンになるし、愛煙家でも長寿の人はいます。何だか不公平にも思えますが、それもこれも生まれ持ったDNAのせいなので仕方がありません。この矛盾した現象のメカニズムが解明されれば、安心して煙草を吸えるようになるかもしれませんね。

ちなみに私の勤めていた浴風会病院に付属した老人ホームの入居者調査では、喫煙者と禁煙者との死亡率の差はありませんでした。ある年齢まで吸い続けて大丈夫な人は、その後も吸わない人と変わらないということなのでしょう。

しかし確実に言えるのは、長年煙草を吸っていると程度の差こそあれ、ほぼ一〇〇％の確率で慢性の閉塞性肺疾患になるということです。これはかなり苦しい病気のようです。

さらに言えば、煙草の成分には血管を収縮させる物質が必ず入っています。血管が収縮すると体内に酸素が行き渡らなくなるため様々な悪影響が生じます。体内の酸素は少な過ぎても多過ぎても老化を促進する原因となります。このように煙草の成分は、ガン発現のリスク物質をはじめ、さながら有害物質のデパートといった観があります。いずれにせよ、煙草による害は、多くの国際機関による多年にわたった研究調査のストックから指摘されています。

ただ、六十五歳以上の方にとって、禁煙するかしないかは微妙なところではあります。というのも、二十代から六十歳を過ぎるまで吸い続けてきた場合、禁煙による体の改善効果はあまり期待できないからです。有体《ありてい》に言えば、手遅れだということです。また、喫煙による唯一の利点はストレスの緩和ですから、禁煙には最初のうち強いストレスが伴います。

とは言え、喫煙は恒常的に毒を飲んでいるようなものだし、今後確実に値上がりが続くであろう煙草にかけるコスト、そして禁煙によって間違いなく食べ物がおいしく感じられ食欲が増進することなどを考え合わせると、やはり止めるにこしたことはないでしょう。

以上、愛煙家の方々にとっては耳の痛い話でしょうが、当人のみならず副流煙による他者へのリスクという点も考慮し、本書を読まれたことを機に禁煙にチャレンジされてはいかがでしょうか。

一般に、喫煙者が自ら禁煙するのはなかなか難しいようです。ちなみに、私の知り合いは、煙草を見ると「これを吸うと死ぬ」という自己暗示をかけて禁煙に成功したそうです。

なお、どうしても禁煙したいという意思があるのなら、禁煙外来を設けている病院や医院はたくさんあるので、そこで治療を受けてください。医師の指示に従っている限り、ほぼ一〇〇％禁煙に成功するはずです。

第五章　暮らしの中の知恵

　私はこれまで長い間、高年の方々専門に心の治療にあたってきました。その治療の過程では必然的に、単に狭義の精神医学だけでなく高年者の生活全般に関心を抱き、研究をするようになりました。というのも、そうした知見がないと本当の意味での精神医療はできないからです。

　心に不調をきたす原因は人それぞれ多様です。また、当然のことながら個々の患者さんの個性や来歴も異なることから、臨床の現場ではそれぞれに見合った治療を行います。ただ、共通して言えるのは、日々の生活における考え方や行動を、ほんの少し変えるだけで心が軽くなるケースが多々あるということです。

　精神医療の目的は、つまるところ一人ひとりの患者さんが、いかに充実感を感じる毎日、幸せだと感じる毎日を送ることができるか、その手助けをすることにつきると私は考えています。

　人生の後半を生きる高年の方々にとっては、日々の暮らしの中の一瞬一瞬が、とりわけ愛おしく大切なものであるはずです。私はこれまで、そうした観点から高年世代の日常生活における様々な具体的留意点について考え、ストックし、テーマごとにそれを出版してもきました。本章では、それらの中から一般の高年者にとって有効だと思われる、日常生活を送る上でのヒントを要約して述べていくことにします。

高年者にとって「がまん」は美徳じゃない

高年世代にとって、心と体の大敵はストレスです。そして、往々にしてストレスは「がまんする」ことから生じます。がまんして好感の持てない相手とでも付き合う、がまんして自分の考えと異なる意見に同調する、がまんして既に破綻している夫婦関係を続ける、がまんして買いたいものがあっても買わない、がまんしてハードな運動をする、がまんして食事の量を減らす、そうした「がまん」はすべてよろしくありません。大変よろしくありません。

昔から日本では、節制することが美徳のように言われてきましたが、後半生を生きていくにあたって、節制なんかする必要はありません。もちろん、血圧や血糖値など健康の指標値が異常である、あるいは極端な肥満体であるといった場合には、食事制限など対処が必要でしょう。しかし正常値より少し上回っている、ちょっと腹が出ている、といったくらいで気にする必要はまったくありません。通常の体であれば、食事をがまんするダイエットなど論外です。確実に老化を進め、容姿を衰えさせ、寿命をも縮めます。

また、自分の意思にそぐわないことをがまんし続けると、やはり確実に精神に変調をきたします。他人に迷惑をかけるような暴走老人になるのはまずいですが、基本的には「自分は自分、人は人」というスタンスで生きていくのが高年世代の心得としては正解です。誰にも迷惑をかけていないのに自分の生活の在り様を、他者から「年甲斐もなく」とか「なかなか枯れない」などと揶揄《やゆ》されることもあるかもしれません。けれどもそんな声は無視し、「大きなお世話だ」と胸を張って我が道を行けばいいのです。何せ、一回こっきりの人生なんですから。

とにかく、後半生の人生ではできるだけ「がまん」をしない生き方を心がけ、ストレスやフラストレーションを溜めないようにするのがアンチエイジングと長寿の鉄則です。

ノンビリし続けると劣化する

定年前に「仕事を辞めたらあれをしよう、これもしよう」と考えた人は多いのではないでしょうか。けれども定年後、いざ会社に行く必要がなくなる生活に入ると「今までずいぶん働いてきたんだから、ちょっとノンビリしよう」と、自宅でゴロゴロする人もまた多いはずです。せっかくストレスだらけの毎日から解放されたわけですから一週間、あるいは一カ月ぐらいはソファーに寝転がってテレビを見ているのも悪くはないかもしれません。しかし、そんな生活が長く続くとそれが習い性となり、定年前に計画していたことも何だか面倒になってきます。高年になると忍び寄ってくる「感情の老化」という自然の摂理です。

ノンビリした生活が続くと、だんだん考える意欲も動く意欲も鈍ってきます。そして、そのうちに体内のリズムが狂ってき始めます。人間に組み込まれた本来の体内リズムは、昼に活動し夜に眠るというものです。そのリズムが混沌としたものになると、心身に明らかな変調をきたすようになります。

確かに毎日満員電車に乗らなくてもいいし、他者と関わるストレスもなく、何もせずにいる生活は刹那的にあなたを癒してくれるでしょう。ストレスのない自由な生活はこんなにも楽なんだ、心身に優しい天国のような生活だと思われるかもしれません。

ところがどっこい、そうは問屋が卸してくれません。人間はメンタルにおいてもフィジカルにおいても複雑系の存在です。今度は「ストレスのない生活」自体がストレスに転化するのです。

これまで、高年者の心身にとってストレスは大敵であると繰り返し述べてきました。しかし、まったく刺激がないこともストレスになるのです。第一章で紹介したように、佐藤愛子さんのような人でも断筆してノンビリしているうちに老人性の鬱症状が出てきたという話を思い出してください。加えて言うなら、刺激のない生活は鬱だけでなくボケも促進します。

アンチエイジングにとって、「刺激」は何よりの良薬です。なぜなら刺激（適度なストレスと言い換えてもいいかもしれません）は、脳と身体を活性化するからです。

というわけで、高年世代の理想的生活の在り方は「心はノンビリと、脳と体は活発に」ということになりましょうか。

最近NHKで放映され大人気の雑学教養番組『チコちゃんに叱られる』の中で、チコちゃんが発する決め台詞は、「ボーっと生きてんじゃねーよ！」です。

細かいスケジュールは立てない

活動的なのはいいことですが、毎日の時間割を作成するといったような細かいスケジュールは立てない方がいいでしょう。なぜなら、スケジュールに押しつぶされるからです。自ら立てた予定に縛られると、それが実行できない時に苛立ちがつのり、ストレスを溜めることになります。また、スケジュール自体が義務のようになって、精神の自由を阻害することにもなりかねません。

せっかく自由な時間があるのだから、予定は大雑把でいいのです。今日は天気がいいからあの町を歩いてみよう、面白そうな映画をやっているから人が少ない平日の昼間に映画館へ行ってみよう、アイツとはしばらく会っていないから鍋で一杯やろう、といったように出たとこ勝負、その日の気分の赴《おもむ》くままに活動すればいいのです。

ギャンブルは前頭葉の大好物

人生は、ギャンブルに満ちています。どんな大学に入ってどんな職業に就くか、どんな相手と結婚するか、起業するかしないか、新事業企画の当否、よく考えてみれば人生におけるあらゆる選択は広義のギャンブルだと言えなくもありません。なぜなら、明日のことは誰にもわからないからです。

この「不確実性」というギャンブルの本質は、前頭葉を刺激し活性化します。そして、予測がつきにくいほど刺激は強くなります。すべてを得るか、すべてを無くすか、イチかバチかのギャンブルによる刺激は強烈です。しかし、そうした「イチバチ」系のギャンブルの刺激は刹那的なものであり、また繰り返し行うことも現実にはできません。ギャンブルには「諸刃の剣」という側面もあります。ギャンブルに溺れて身を持ち崩す人は少なくありません。パチンコ店に一日中入り浸り、何も考えず一人で黙々と当たりが来るのを待っているといった図は、どうみても不健康そのものです。実際、短時間に数万円も費やすことも珍しくないパチンコで家庭生活が崩壊したという話もよく耳にするし、依存症は精神医療の対象にもなっています。ちなみにパチンコ依存症は日本全国で二百万人いると推定されています。


一方、ともすれば刺激が不足しがちな高年者にとって、アンチエイジングのためのコストだと割り切れる範囲でのギャンブルは有益です。また、同じギャンブルでも「考えるギャンブル」はさらに有益です。もちろん、合法であることが前提です。

「結果はやってみないとわからない」という不確実性からくる刺激に加えて、予想するにあたっての様々な考察は脳をフルに活性化します。たとえば、競馬。専門紙に掲載された基本情報、天気によって馬場が湿っているか乾燥しているか、パドックでの馬の様子、オッズなど、予想をするための要素は多く総合的な判断には頭を使います。

その点、株取引は非常に高度な脳のトレーニングになります。公表されている企業の資産、キャッシュフロー、投資計画といった基礎指標、需給予測、中央銀行の通貨政策、国際情勢、投資家心理など、極めて多岐にわたる要素が分析対象となります。言うならば、「勉強するギャンブル」ということができます。したがって、脳の老化予防にはうってつけのギャンブルだと言えるでしょう。また、企業が倒産しない限り株の価値がゼロになることはなく、株価が下がってもそのうちに回復することもあるわけです。

いずれにせよ、のめり込まない限り、ギャンブルは高年者にとって脳の老化防止に役立つ「有益無害」のゲームと言えるでしょう。

金は墓場まで持っては行けない

昔から「金は天下の回りもの」と申します。特に資本主義社会においては、金は血液のようなものであり、滞るとたちまち社会全体が動脈硬化を起こします。したがって、少なくとも資本主義社会では、金を使うことは美徳なのです。

現在の高年世代が侮られている理由の一つは、金を貯め込むだけで使わないことにあるのではないかと私は考えています。もちろん、現在の日本社会の閉塞感、将来への漠然たる不安から、頼れるのは金だけだと考える気持ちもわからないではありません。

でも、ちょっと考えてみてください。使わないまま死んでしまえば貯蓄も意味はありません。文字通り、「金は墓場には持って行けない」のです。それに、金を使うことによって社会が活性化するという原理から、高年世代が金を使えば社会にとって無視できない存在となります。要するに、「お客様は神様」なのです。

というわけで、使える金は自分や妻（夫）のためにどんどん使うべきです。ただ、使うといっても、無駄使いをしろということではありません。自分や妻（夫）が幸せな人生だと思えるような充実した時間のために使うべきです。それも、できれば「モノ」より「コト」、すなわち体験に使うべきでしょう。というのも、「モノ」はアンチエイジングに影響を与えませんが、「コト」は確実に心身を活性化します。友人との交際、美味しいものを食べる、旅、映画や音楽、美術の鑑賞、学びたかったこと学ぶ等々、よく考えれば自分の人生を豊かで充実したものにする「コト」はいくらでもあるはずです。

ともあれ、人生の終わりに金はすべて使いきったというのが、理想的な金の使い方ではないでしょうか。ただ、三途の川の渡し賃である六文くらい、つまり葬儀代くらいは残しておいていいかもしれません。

欲望を肯定する

日本には、歳をとれば相応に枯れていき、悟りの境地に至ることを理想とする伝統があります。

けれども、歳をとったからといって枯れる必要は全然ないと私は思っています。生きている間は懸命に生きようとする在り方、すなわち生命力自体に真の「美しさ」が宿ると考えているからです。そして、生命力の源は「欲望」です。したがって、人間の欲望を抑圧することは、生命に対する冒涜《ぼうとく》ではないかと私は考えています。また、何かを成し遂げたいという様々な欲望は有史以来、人間社会を進化させる原動力ともなってきました。

もちろん、人間が社会的動物である以上、犯罪ないしそれに類似した行為は許されません。しかし、世間的な道徳概念に反した行為であっても、それが他者に何らかの打撃を与えない限りにおいて、個人が私的な範囲の中で何をしようと自由であるはずです。

ところでここ数年、芸能人の不倫が週刊誌の執拗な追跡によって暴かれ、当事者たちが公式に謝罪ないし弁解をするといった光景を頻繁に目にします。私は不思議でならないのですが、彼らはいったい誰に対してどういった理由で謝罪や弁解をしているのでしょうか。謝るなら配偶者やパートナーにするべきでしょう。

そもそも不倫は男女間の極めて私的な営為であり、他者が介入すべきことではないでしょう。確かに、妻あるいは夫が自分のパートナーに不信感や不快感を抱くのは自然な感情かもしれませんが、それはあくまで当事者間の問題です。見も知らない他者に指弾されるようなことではありません。したがって、公に謝罪する必要なんかないはずです。

それに、週刊誌の記事は得てして犯罪者を告発するがごとき筆致で書かれています。そして、記事を読んだ大衆はネットや投書で不倫という「不道徳」を糾弾して、日頃の私的鬱憤をはらし溜飲を下げるというわけです。

異常とも思える情熱をもって不倫スキャンダルを追い求める編集者や記者たちは、自分たちを社会の倫理や道徳を守護する風紀委員だとでも思っているのでしょうか。彼らの中に、不倫のような「反社会的行為」をする者は一人たりともいないのでしょうか。マスコミは、有名人は自分たちと違って「公人」なんだから、その家族を含めてプライバシーをいくら暴いたっていいのだと言いますが、おかしな論理です。政治家は政治的能力が問われるはずだし、芸能人は「芸」のクオリティが評価の対象であるはずです。それ以外の私的な事柄は、犯罪でもない限り公人だろうが私人だろうが等しく保護されてしかるべきでしょう。

だいたい、恋愛感情や性欲に公人も私人も差異はありません。なぜなら、人間の普遍的本能だからです。さらに言えば、学歴や職業、地位、年齢、性別も関係ありません。なぜなら、同じ人間だからです。

要するに、大衆は誰かを罰したいのです。他者の不正義を糾弾してスカッとしたいわけです。そして、マスコミはそうした大衆の暗い情念をすくい取り、迎合した記事を流します。なぜか。売れるからです。つまり、金の問題です。しかし、こうしたマスコミと大衆の関係、その他罰感情は卑しく不健康であると言う他ありません。私は別に不倫の推奨者ではありませんが、自分に無関係な他者の恋愛や性生活を暴いたり、それを知って制裁を加えるといった感性には、どこか倒錯した心理が潜んでいると考えています。

ともあれ、欲望を抱くということは生きている証左です。欲望がなくなるということは、老化が進み生命の灯が消えかかっているということに他なりません。

一般に、会社組織は世間的な「常識」をもって社員を管理しています。その方が「世間」を対象とする社会活動としてのビジネスに都合がいいからです。また、潜在的に同質性、均質性への指向が高い日本社会では、人と異なった思考や行動はとかく異端視されがちです。しかし、一度だけの人生じゃないですか。組織のくびきから解放された高年世代の方々は、もっと自由な精神をもって欲望を肯定しながら生きていくべきではないでしょうか。

好色のすすめ

老化は心から始まるということは既に述べました。したがって、アンチエイジングもまずは心からです。そして、心のアンチエイジング、すなわち前頭葉の活性化には刺激が必要です。一口に刺激といっても知的刺激、審美的刺激、非日常的刺激といろいろありますが、中でも性的刺激は最もわかりやすくストレートな刺激と言えるでしょう。

ただ、日本ではいまだに性欲は下品な欲望、不道徳な意思といった空気があるように見受けられます。しかし、それは大きな心得違いです。性欲は人間にとって非常に重要な本能の一つです。また、知性の高低、性格の良し悪し、地位の高低に関わらず、人間に等しく備わった本能です。

仮に性欲を抱くことが不道徳だと言うのであれば、私は躊躇《ちゅうちょ》なく不道徳であることをおすすめします。とりわけ、高年世代の方々に対してはそうです。

老化に伴って一般に性欲は減退します。ただ、これは性欲と言うより行動意欲の減退と言った方が正確です。というのも、異性に対する性的欲望自体は年齢を重ねてもなかなか無くなるものではないからです。一方、高年になると器質的には勃起力が弱くなります。そして、そのことが長年の間、高年者にとって心理的抑圧となりセックスに対する意欲にブレーキをかけていました。しかし、一九九九年（平成十一年）ＥＤ（勃起不全）治療薬であるバイアグラが認可されたことにより、事情は一変しました。バイアグラは、数時間ではありますが勃起力を回復できる画期的な薬であり、泌尿器科に行けば誰でも簡単な問診で手に入れることができます。

バイアグラは元々狭心症の治療薬として開発されましたが、血管拡張作用が心臓以上に陰茎に強く効いたことからＥＤ治療薬として発売されたという経緯があります。さらに、バイアグラの効能はＥＤ治療にとどまらず、血管内皮機能を高め動脈硬化によって血流が悪くなった血管を改善することが最近になってわかってきました。要するに、血管を若返らせる効能です。血管が若返ると、体の様々な機能も改善します。一日に一、二回持続して服用することによって、耐糖能（高くなった血糖値を正常に戻す力）や酸化ストレス（体内で過剰に生成された活性酸素）を減ずる効果があることも知られています。

ともあれ、セックスは男女を問わず誰にとっても強い刺激をもたらします。したがって、アンチエイジングという面から言えば、高年になっても意識的に性的関心を持つようにすべきです。また、夫婦間のセックスに刺激がなくなっているのであれば、時々は風俗店で遊ぶのも悪くないでしょう。ちなみに、最近では女性用の風俗サービスもあるようです。

周囲は好色不良高年のように思うかもしれませんが、「不良上等、余計なお世話だほっときな、私は私で生きていく」と開き直ってみてはどうでしょうか。

高年世代の夫婦関係

ひと頃「仮面夫婦」や「熟年離婚」という言葉が話題になったことを、皆さんも記憶されているかと思います。仮面夫婦とは、家庭外の世間に対しては普通の夫婦であることを取り繕ってはいるが、家庭内では口もきかない別居のような状態にある夫婦を指した言葉です。熟年離婚とは、夫の定年退職などを契機とした六十歳を過ぎてからの離婚を指しています。ちなみに、離婚の申し出は妻の方から切り出される場合が圧倒的に多いようです。

仮面夫婦も熟年離婚も、マスコミは社会問題のようなかたちで扱っていましたが、よく考えてみれば問題でも何でもない。起こるべくして起こった現象です。そもそも一夫一婦制は、人間の自然な本能にそった制度ではなく、人類が社会化するにつれて様々な社会的規範とともに生まれた制度です。子孫を残そうとする本能を、高度化した人間社会において定着させるのに、一夫一婦制は合理的であったと言うことができるかもしれません。しかし、寿命が大幅に延び、情報化が進んで価値が多様化した現在、基本的には一生添い遂げるべきとする従来の婚姻制度は明らかに揺らいでいます。今や離婚は珍しいことではありません。

確かに、結婚してから一度も喧嘩をしたことがない、生まれ変わったらまた同じ相手と結婚したいとお互いに思っている、といった仲の良い夫婦もいます。理想的な結婚と言うことができるでしょう。しかし、残念ながらそんな夫婦は極めて少ないように見受けられます。

通常、夫婦は血の繋がりがない他人どうしであり、各々の個性も過ごしてきた環境も異なるし、性別による基本的相違もあります。ひとつ屋根の下で長期間寝食を共にすると肉親どうしでさえ、ともすれば反発し合うものです。ましてや、他人どうしが顔を突き合わせて暮らしていれば、その関係に何らかの齟齬《そご》が生じるのはむしろ自然なことです。しかし、それにも関わらず、一般に結婚生活が長く続いているのはなぜでしょうか。

一つは子供の存在です。子供は夫婦のどちらにとっても紛れもない血縁者です。そして、育児は動物の本能であり、人間社会では夫婦が共同して行うのが一般的です。もう一つの理由は、DVなどシリアスで差し迫った問題がない限り、離婚時に発生する様々な煩《わずら》わしさに対して心理的な抵抗感が生じるからです。要するに、面倒くさいわけです。お互いに少しがまんさえすれば、相手に関心がなくなっても何とかやり過ごすことができるということです。かくして、「仮面夫婦」はできあがります。

相手に関心がない、愛情を感じないというだけで、自宅に一緒にいることにそれほどストレスを感じないのであればがまんはできるでしょう。しかし、口もききたくない、顔も見たくないというところまで夫婦関係が悪化していると、当然のことながらお互い非常に大きなストレスがかかってきます。そうした状態にあるのであれば、迷うことなく話し合って離婚すべきです。大切な後半生を、日々ストレスを感じながら送るのは無意味です。

一方、夫の定年退職を一つの契機として夫婦関係を解消する「熟年離婚」が増えているのには、理由があります。まず、子供が自立していることから夫婦共に子育てをする義務から解放されていること。そして、最初の方で述べたように女性は閉経時あたりから男性ホルモンが増加し活動的になっていること。他方の男性は男性ホルモンが減少し活動意欲が減退してくること。女性の権利意識が高まっていること。そうした諸々の要因が、熟年離婚が増加している背景にあると思われます。

現在の高年世代では、妻の大半が専業主婦、ないしは主婦兼パートタイム労働者です。日本では主婦の労働が過小評価されていますが、育児、買い物、料理、洗濯、掃除、パートタイム勤務といった労働の総量は決して小さくはありません。一方、夫の方は総じて家事労働に対して非協力的です。したがって、そうした生活を長期にわたって続けてきた妻が、夫の定年を機に自立して新しい人生を送ろうと考えてもおかしくはありません。

人生百年と言われる現在、妻の方からすればこれからの後半生もずっと、夫の面倒を見なければならないのかと思うと暗澹《あんたん》たる思いになるわけです。

一方、これからゆっくりできると思っていたのに、いきなり妻から離婚を切り出された夫にしてみれば、大きなショックかもしれません。けれども、妻にも人格があり夫専用の家政婦ではありません。昔ならいざ知らず、妻は夫の意向のみに唯々《いい》諾々《だくだく》と従うような時代ではないことを夫は認識する必要があります。

しかし、ものは考えようです。お互い精神的に自立し、文字通り「第二の人生」を歩むのだと考えればショックは和らぎ、逆に意欲が湧いてくるのではないでしょうか。潔く妻の提案を了承し、年金を含めた財産を二等分して、後半生をそれぞれ新鮮な気分で生きていく。憎み合って別れるのではない限り、時々は会って食事でもすればいいのです。

それでもなお妻と別れたくないというなら、これまでと異なった発想で夫婦関係を新たに構築すべきでしょう。家事の分担はもちろんですが、お互いに相手を束縛することなく自由に生きる。それぞれ、好きなものを食べ、好きなところへ出かけ、好きな仲間と交際する。私が「つかず離れず婚」と呼んでいる第二の結婚生活です。実に清々《すがすが》しく、ナイスな関係ではありませんか。

ともあれ、決して短くはない後半生です。夫婦関係にしても固定概念に捉われる必要はないのです。何より、がまんしながら毎日を暮らすなんて人生の無駄使いでしかありません。

恋は遠い日の花火ではない

一九九四年（平成六年）、バブル時代を象徴する最後の異空間として名をはせた巨大ディスコ

「ジュリアナ東京」が閉店。その年の流行語大賞には「就職氷河期」、「価格破壊」が選ばれています。明るく享楽的で夢のような時代は終わり、「失われた時代」が始まっていました。

そんな時代、ある洋酒メーカーのキャンペーンＣＭが静かに話題を呼んでいました。メインコピーは「恋は遠い日の花火ではない」、メジャーな化粧品のＣＭをはじめ数々の名コピーで知られるコピーライター小野田隆雄さんのコピーです。

このＣＭには男性バージョンと女性バージョンがありましたが、それぞれ市井《しせい》に生きる既婚者らしき中年の男性（長塚京三）と中年の女性（田中裕子）を主役として、日常の中で起きる小さな恋のときめきをリリカルに描写したものです。小野田さんは著書『職業、コピーライター』（バジリコ）の中で、「団塊の世代前後の昭和の戦士たちは、くたびれていた。何が彼らの心を癒して、誰が彼らを勇気付けられるのだろうか」と考えながらこのコピーを書いたと述べています。つまり、ＣＭの訴求対象は当時の団塊世代とその前後、現在のヤング・オールド世代でした。

恋は遠い日の花火ではない。実に秀逸なコピーです。恋愛は、若者の専売特許ではありません。人が恋心を抱くのに年齢、性別、既婚か未婚かといったことは無関係です。もっと言えば、性的関係の有無も関係ありません。

恋は、心の若さを保つのに絶大な威力を発揮します。恋愛時には、エンドルフィン、ドーパミン、セロトニン、オキシトシンといった脳内ホルモンが大量に分泌されますが、こうしたホルモンは幸福感、快感、愛情、安らぎといった諸感情を喚起します。つまり、幸福な気分になりたければ、どんどん恋愛をしろということになります。

高年だからといって、恋愛感情を抑制するのはナンセンスです。「いい年なのに」なんていう外野の声は無視して、いつでも「恋」という花火を打ち上げることができるような余白を、心の中につくっておこうではないですか。

そういえば、団塊世代の皆さんが子供の頃、畠山みどりが歌って大ヒットした『恋は神代の昔から』という歌がありました。星野哲郎作の詞は次のようなものです。

恋をしましょう、恋をして
浮いた浮いたで暮らしましょ
熱い涙も流しましょ
昔の人は言いました
恋はするほど艶がでる

確かに、「恋」は大昔から人間にとって幸福感に結び付き、若さを取り戻してくれる素敵な感情ではありました。

常にイキでカッコよく

太古の昔から人は装いに気を使っていたことは、出土された数々の装飾品からわかっています。着飾ることによって異性にモテたいという感情、つまりオシャレは人間の本能的な感情の発露だということです。

しかし高年になると、一般にオシャレをしようという意欲が減退してきます。とりわけ日本では、その傾向が強いようです。歳をとると、生活全体がくすんだ色彩を帯びるようになります。食事は茶色っぽくなり、服装はネズミ色っぽくなる。その点、欧米人は歳をとるにしたがって、服装は明るく派手になる傾向があります。彼らは、平均寿命こそ日本人に劣りますが、肉を食べているせいか総じて生きる意欲は高年になっても旺盛です。

ちなみに、私が生まれた大阪のオバハンたちは「ヒョウ柄の服を好んで着る」とテレビなどでちょくちょく紹介されていますが、それは本当の話です。大阪の中高年女性は、ヒョウ柄に限らず原色や大胆な花柄など、一般に派手な服が大好きです。そのセンスの良し悪しはさておき、彼女たちは欧米人と同様、生きる意欲が旺盛であり心が若いのです。

俗に言う、男であることを捨てる、女であることを捨てる、とはセクシャリティの放棄に他なりません。羞恥心が薄れ、身だしなみに無頓着になり、人前で着替えることが気にならなくなったりするのは老化が進んだ証拠です。感情が老化すると、あらゆることが面倒になり、どうでもよくなるのです。

男女を問わず、心の若さを保つためにオシャレはとても有益です。オシャレといっても、別に高価な服や装飾品を身に着けるということではありません。フォーマル、カジュアルに関わらず自分が気に入った服を着る、つまりファッションに自分なりのこだわりを持つということです。お気に入りの服を身に着けただけで何となく気分が浮き立ち、どこかへ出かけ、誰かに会いたくなるはずです。

ところで、よく「見えないところでオシャレをする」と言いますが、それは正解です。見えないところ、つまり下着ですね。下着なんか見えないんだからどうでもいいじゃないか、と思われるかもしれませんが不正解です。何日も替えずに黄ばんだ下着、ヨレヨレになって擦り切れそうになった古い下着、まったくよろしくありません。考えてもみてください。外で思わぬ事故に合って病院に運び込まれた時など、汚い下着だったらカッコ悪いじゃないですか。また、いつどこで異性に下着を見られるような機会がないとも限らないのです。

というわけで、日頃から下着を含めて服装に気を配る習慣を身につけることは、高年者にとって大切なことです。

ともあれ、人間、恰好をつけなくなったら終わりです。高年になっても、いや高年であるからこそ、外見も精神も「常にイキでカッコよく」という意識を持ちたいものです。

モノに執着しない

加齢によって脳の老化が進んだ時に、よくみられる心的現象の一つとして物品に対する執着がありＭます。しばしばテレビで取り上げられるゴミ屋敷の主などは、その典型です。外にあるゴミまで持ってきて溜め込むゴミ屋敷は極端な例ですが、一般に老化が進むと何でもかんでも溜め込むという傾向が出てきます。ずいぶんと前にもらった菓子などを消費期限が過ぎてもとっておく、包装紙や箱、空びんなどを溜め込む。その結果、部屋は不要なモノで溢れることになります。そして、家族が不要な物品を捨てようとしたら激しく抵抗するようになると、認知症発症の前兆とみていいでしょう。

そんな風になる前に、できるだけモノを少なくし、シンプルで清潔な生活を心がけることによって心の老化を予防することができます。

物を大切に使うということは、悪いことではありません。ただ、期限を過ぎて食べられなくなった食物や使わない物は、やはり処分しなければならないでしょう。いつかは使うかもしれないと思ってとっておいても、その先使うことはほぼありません。一年間着ることのなかった服は何年経っても、まず着ることはないのです。

ネットを活用して脳を活性化

携帯端末の普及とインターネットによって、ここ十数年の間に現代社会の構造はパラダイムシフトと呼んでいいほどの大きな変容を遂げました。そして、誰でもインターネットを介して世界中の政治・経済・文化などをはじめ、あらゆる領域にわたる膨大な情報にアクセスすることが可能になり、また自ら情報を発信することもできるようになりました。

その他、その日のニュースや天気情報、辞書、翻訳、ゲーム、音楽や動画の視聴、商品やサービスの購入、レストランや宿泊施設の予約、金融機関との取引、公的サービスの利用等々、多くの機能がネット上で利用できるようになりました。さらに、企業や個人が提供している有料無料のアプリを利用すれば、その機能は数えきれないほどになります。

現在、パソコンやスマートフォンは、仕事のみならず日常生活に組み込まれた必需品、まさに万能ツール（道具）と言えるでしょう。そして、それを使いこなせるかどうかによって、大きな情報格差が出てきています。

ちなみに、電通によれば二〇一九年（令和元年）におけるインターネットの広告売上げは二兆一〇四八億円で、テレビ（一兆一六八二億円）を初めて抜きました。ネットの媒体としてのパワーは、今後ますます大きくなると思われます。

なお、総務省の発表によると、二〇一七年（平成二十九年）のインターネット利用者は、六十歳以下では九十五％以上、六十代で七十四％、七十代で四十七％、八十歳以上では二十％となっています。さすがに七十歳以上では利用率は大きく下がっていますが、それでも意外とも言えるほど多くの高年者がインターネットに接していることがわかります。

ただ、総務省の調査では、ネットを利用している高年世代でも、その多くは電話、メール、写真撮影という基本機能とニュースや天気情報の閲覧などに使い方が限定されているようです。でも、それだけではもったいないですね。

既に実践されている方には釈迦に説法かもしれませんが、高年世代の方々に私がおすすめしたいのは、自ら情報を発信することです。

ネット上で情報発信の「場」を提供するサービスとしては、ブログやSNS（ソーシャルネットワーキングサービス）と呼ばれるフェイスブック、ツイッター、インスタグラムなどがあります。ブログとSNSの違いは、大雑把に言えば、ブログが不特定多数の読者を対象とするのに対して、SNSは既存の「友だち」および「友だちの友だち」といったように情報を発信する当人によって一定の選別がなされた読者を対象としています。

発信できる情報は、身辺雑記、個人的な趣味や調査研究、政治・経済・社会に関連した時評など多彩です。要するに、名誉棄損や公然猥褻などといった違法な内容でない限り、基本的に何を発信しても自由です。

私が高年者の方々にブログやSNSをすすめる理由は、脳のアンチエイジングにとても効果的だからです。当然のことながら、情報を発信するには自分で文章を書かなければなりませんが、文章を書くという行為は脳を刺激し活性化します。私的なメモや定型的な企業文書などと異なり、公開を前提とした文章を書くためには頭をフルに使うことになります。

通常、文章はグラマー（文法）、ロジック（論理展開）、レトリック（修辞）という三要素から成り立っています。加えて、ひとつの文章にメリハリをつけるには「起承転結」という全体構成も考えなければなりません。そして、文章を作成する際に生じるこうした思考過程は、すべて優れた脳トレーニングになるのです。

また、インターネットの双方向性という特徴から、公開した文章には読者からコメントが付けられ、見知らぬ読者とのやりとりが生まれます。したがって、一つのテーマに対する関心を共有する「仲間」ができるというメリットもあります。

というわけで、ぜひともブログやＳＮＳにチャレンジしてみてください。手続きや設定が面倒だと思うなら、子供や孫あるいはＩＴ機器に詳しい友人に教えてもらえばいいのです。いざやってみれば、想像したよりもずっと簡単なはずです。

テレビを捨てて街へ出よう

戦後長きにわたってテレビはお茶の間に君臨し、一般大衆に対して絶大な影響力を及ぼし続けてきました。世論形成や社会的「空気」の醸成は、テレビが主導してきたと言っても過言ではないでしょう。メディアにおける主役の座をネットに奪われつつある現在でも、テレビの影響力は未だに大きいと言えます。

しかし、在京キー局と呼ばれる特定の放送局から全国に一方的に流され、かつＮＨＫを除き無料で視聴できるテレビ番組は、ともすれば視聴者を思考停止の状態に陥らせるという側面を有しています。また、繰り返し流されるメッセージ性を帯びた映像は、視聴者の潜在意識に働きかけ一つの結論に導くというサブリミナル効果をもたらします。

それでも、外に出て働いている世代は一日の大半をテレビから解放されていますが、二十四時間すべてが可処分時間となった高年世代にとって、テレビの存在は危険と言ってもいいくらいです。

確かにニュースや天気予報、スポーツ実況や園芸・料理といった趣味実用の番組は役に立つかもしれません。また、一部に優れたドキュメンタリやドラマはあります。しかし、総じてどのチャンネルを回しても同じような番組、すなわち芸とも言えない楽屋オチの話ばかりのお笑い番組、底の浅い情報ばかりを垂れ流すバラエティやワイドショーが大半です。はっきり言って、こうした番組は何の役にも立ちません。昨今のテレビ番組は、以前にも増してひどい状態になっているようです。「テレビを見続けると馬鹿になる」というのが私の持論です。視聴率至上主義に毒されたテレビ番組の視聴につきまとう、反知性、他罰感情、付和雷同といった要素は、現代社会の病理と言ってもおかしくありません。

いずれにせよ、高年者にとって家に引きこもり、テレビを一日中つけっぱなしにして何となく見続けるという生活は思考力の低下を促し、前頭葉の劣化を早め、確実に心身の老化を進行させます。

現在のヤング・オールドに属する方々は、テレビを視聴しながら育った第一世代ですが、そろそろテレビを卒業すべきではないでしょうか。

テレビのスイッチを切り、外に出て光を浴びてみませんか。そして、街へ出かけようじゃないですか。テレビ画面に映し出される映像ではない現実の世界は新鮮な刺激に満ち、様々な「学び」や「気づき」を与えてくれるはずです。

すべてを疑え

かの『資本論』を著したカール・マルクスは、娘のジェニーから「好きな言葉は何?」と問われた時、「すべてを疑え」と答えました。彼の人生観を表現した言葉です。マルクスの言う「疑え」とは、「常に自分の頭で考えろ」ということに他なりません。さすがはマルクス、実に鋭い警句です。

日々生起する事象をマスコミはニュースとして取り上げて論評し、テレビのワイドショーではコメンテーターがもっともらしい意見を述べています。そして大部分の読者や視聴者、つまり大衆がそれを鵜呑みにすることにより、世間の常識らしきもの、社会の空気のようなものが醸成されていきます。「財政難の原因は高年者の存在にある」といった常識などその典型でしょう。

けれども、あらゆる事象は立体的であり、正面から見るだけでなく斜めから見たり、裏側にまわって見たりしなければ、その輪郭の総体を正確に捉えることはできません。また、ある判断を下す際には、常にエビデンスをチェックするという姿勢がとりわけ重要です。

「水は低きに流れ、人は易《やす》きに流れる」と申します。わかりやすく受け入れやすい言説は、脳に負荷がかからず楽です。しかし、そうした言説に接する時には、眉に唾をつけながら読んだり聞いたりするのが精神の正しい構え方だと私は考えています。「ホンマかいな」とワンクッションおいて、自分の頭で考えてみるということです。特に、ネットで流通する情報は、頭から疑ってかかるのが正しい作法です。アメリカで問題になっているフェイクニュースはもとより、匿名によるデマが日常的に拡散しているので注意が必要です。テレビだってスポンサーや政府に忖度して、嘘ではないものの偏ったニュースを垂れ流します。「ステイホーム」などという高年者の心と体の健康に最も悪い生活のススメを、感染症学者の言い分だけ聞いて垂れ流すのがテレビです。

皆が同じ方向を向き社会の「気分」のようなものが出来上がり少数派は排除される、すなわちポピュリズムは時として大きな災厄を招くことは歴史が教える通りです。

例えば、戦後の日本人は太平洋戦争の責任をすべて軍部に押し付けていますが、間違いでしょう。もちろん戦争指導者の責任は免れませんが、それを後押ししたのは大新聞をはじめとするマスコミと大多数の国民の熱狂でした。軍部とマスコミと大衆が互いに影響を及ぼし合いながら亡国戦争に突き進んだというのがあの戦争の実相です。

対米開戦時の首相東條英機は強硬な主戦論者でしたが、昭和天皇から和平の意を伝えられると自説を曲げて、開戦直前まで対米戦回避に奔走していました。その頃、東條の自宅には一般国民から「早く戦争しろ、腰抜け」「非国民、戦争が怖いのか」といった脅迫状まがいの手紙が大量に届けられたそうです。また、大衆の熱狂に迎合した大新聞は、こぞって戦争推進の大キャンペーンを張っています。こうした権力とマスコミと大衆の共犯関係の本質は、現在でもそれほど変わってはいません。もっとも、東條は戦陣訓で「生きて虜囚の辱めを受けず」などとくだらない訓示を垂れ、何十万人もの軍人を自死に追いやっておきながら、自分は東條に恥をかかせないようにと部下が渡したピストルで死ぬことはできませんでした。

少々脱線した話になってしまいました。

ともあれ、政府やマスコミによって流される言説に対してはまず疑ってみる、そして自分なりに考えてみるという癖をつけるべきです。そして、日頃から一つの常識らしき言説に対する異論や反論を意識的にチェックするべきです。そうした習慣をつけることにより、高年者は老化しつつある脳を活性化できるのです。また、脳が活性化していれば、「振り込め詐欺」のようなつまらない詐欺にひっかかることもなくなるはずです。

ボランティアのすすめ

人間は本来利己的な存在ではありますが、一方でしばしば利他的行動、つまり時間、労働、金銭といったコストをかけながらも対価を求めず他者に利益を与える行動を示します。

この血縁ではない他者に対する人間固有の利他行動は、社会心理学はもとより脳神経科学、進化生物学といった領域で、重要な研究テーマとなってきました。

それはともかく、二〇一八年（平成三十年）、山口県で行方不明になった二歳の男児を救出した一人のボランティアが一躍脚光を浴びました。「スーパー・ボランティア」と呼ばれた大分県在住の尾畠《おばた》春夫さんです。尾畠さんは、六十五歳の時に自営していた鮮魚店をたたみ、残りの人生を「社会への恩返しをしたい」と心に決め、以来登山道の整備を皮切りに、東日本大震災をはじめとする災害時のボランティアを中心に様々なボランティア活動を行ってきました。尾畠さんのボランティアには筋金が入っていて、生活のほぼすべてをボランティア活動に費やしています。トレードマークの赤いネジリハチマキをした尾畠さんの顔は日に焼けて精悍で、体の動きもキビキビしています。尾畠さんは、二〇二〇年（令和二年）一月現在八十歳ですが、実に充実した後半生だと言えるでしょう。

尾畠さんだけでなく、アフガニスタンの復興に三十年以上携わり、二〇一九年に非業の死を遂げた中村哲医師をはじめ、海外の途上国で農業技術や土木技術など自らのスキルを活かして支援活動をしている高年のボランティアはたくさんいます。

誰もが尾畠さんや中村医師、あるいはマザー・テレサのような活動をできるわけではありません。けれども、自分のできる範囲で行うボランティア活動だって、高年者にとっては非常に有益です。空いた時間を利用して自分の得意分野、例えば作物の育て方、パソコンやスマホの使い方を教える、また近所の掃除をするだけでもいいのです。誰かの役に立っているという実感は承認欲求や自己愛を満たし、心身に好影響を与えます。要するに、ボランティアは人のためにやるのでなく、自分のためにやるという言い方もできるわけです。まさに「情けは人のためならず」です。

市区町村のボランティア・センターには、ボランティアを求める様々なニーズのリストがあるので、問い合わせてみてはいかがでしょうか。

生涯現役でアンチエイジング

高年者にとって仕事、それもストレスを感じない（苦にならない）仕事は、アンチエイジングに大きな効果をもたらします。

一般に、農業や漁業に従事している人、職人さん、芸術やデザインといったクリエイティブな仕事をしている人など、つまり生涯できる仕事を持っている人は、ボケにくいとされています。また、皆さんも何となく感じているのではないかと思いますが、とりわけ政治家には総じて年齢よりも若々しい人が多いようです。

言うまでもなく、政治家はまず選挙に勝たなければならないし、政治家になっても同じ党の政敵や対立する他党の議員と熾烈な闘争を繰り広げることになります。さらに、国家や国民をどう方向付けるかといった公的戦略と政策の立案、外国との駆け引き等々、仕事のすべてが刺激とクリエイティビティに満ちています。高年の政治家でも精力的な活動ができるのは、そうした刺激によって、老化しているはずの脳が活性化しているからです。

レーガン大統領やサッチャー首相だって認知症になったじゃないかと言われるかもしれませんが、彼らが政治家でなかったらもっと早く発症したはずです。

ともあれ、定年後も何か自分がやりたい仕事をする、あるいはやりたかったビジネスを仲間と起業する、といったことは心身にとても良い影響を与えます。その際、ポイントとなるのは、収入より自分自身のモチベーションを優先することです。大金持ちになろうとするより、やりたい仕事をしているという充実感を第一に考えるべきでしょう。

介護はチームワーク

序章でも述べたように六十代になると、ほぼ間違いなく親の介護という問題が浮上してきます。六十代の親であれば八十代~九十代ですが、その年代では認知症の発症や車椅子生活など、QOLが極端に低下して何らかの生活支援を必要とする場合が多くなります。いわゆる要介護高齢者になるわけです。

さて、介護にあたってまず留意する点は、可能な限り自分の生活との両立を考え、介護に伴う様々な作業を一人で抱え込まないようにするべきです。ヤング・オールドとはいえ、体力も気力も若い頃とは違います。一般に、責任感が強く真面目な人ほど、自分の生活を犠牲にしてでも親の介護にのめり込みがちです。そうした親への心情は、決して悪いことではありません。しかし、昔と異なり、平均寿命が延びた現在の在宅介護は「老々介護」であり、相手が肉親であっても一人でやろうとすると相当なストレスが心身に生じます。そして、生真面目な人ほど介護に挫折した時の心理的ダメージは大きく、鬱症状を起こしやすくなります。最悪の場合は心中に至るということも実際に起きています。

大家族が当たり前だった昔であれば、家族が手分けすることにより自宅介護もできました。介護サービスという職業もなかった昔は、それが共同体の知恵だったのでしょう。一方、核家族化が進み、総じて居住空間も狭く、ストレスの質量が昔とは比べものにならないほど複雑で大きい現代の日本では、そもそも在宅介護自体に無理があるのです。ただ、現在の日本には、介護に関わる様々な公的サービスがあります。さらに、民間の介護施設もたくさんあります。それに、介護保険料を支払い続けていることも忘れてはなりません。

介護保険料の徴収対象は六十五歳以上の第一号被保険者と四十歳～六十四歳の第二号被保険者に分かれます。六十代の親であれば八十～九十代なので、原則として親の年金から天引きされています（第二号保険は給与天引きか口座振替）。この介護保険により、対象者の状況に応じて要支援1、2から要介護1～5までの七等級に分かれ、等級に応じてヘルパーの利用、車椅子の貸与、デイサービスなど様々な介護支援を受けることができます。その費用は、収入に応じて一割負担ないしは三割負担ですみます。介護保険は介護の必要が生じた時のための積立金のようなものであり、遠慮なくフルに利用すべきです。

介護施設には、民間の有料老人ホームと社会福祉法人などが経営する特別養護老人ホームがありますが、総じてそのサービス内容は以前と比べるとかなり充実してきています。

介護が必要になった時、こうした介護関係の情報をまず知ることです。市区町村の福祉課の窓口に行けば、地域の包括支援センターを紹介してくれます。センターのケースワーカーに現状を話して相談すると、介護認定を受けるように勧められ、それを受けると次にケアマネージャーを紹介してくれます。このケアマネージャーは、ケースに応じて介護保険の利用法、ヘルパー、デイサービス、病院、施設の情報など、介護計画の中心となって主導してくれる非常に重要な存在です。言わばチームリーダーであり、介護に関するあらゆる具体的なことはケアマネージャーがすべて教えてくれるだけでなく、手配もしてくれます。

現代の介護はチームワークです。決して一人で何もかもやろうとしないでください。兄弟がいる場合は兄弟、そしてケアマネージャー、ヘルパーといったメンバーでチームを組み、計画を立てて介護にあたるようにしましょう。

親が遠距離に住んでいる場合はもちろん、近くに住んでいる場合でも、認知症が進行した時や、車椅子の生活を余儀なくされるようになった時には、施設への入所をおすすめします。自分で親を介護したいという気持ちはわからないでもありません。けれども餅は餅屋、介護はプロに任せるべきです。例えば入浴ひとつとっても、そのノウハウはあるのです。気がかりであれば、できるだけ施設を訪問し顔を見せるようにすればいいのです。

いずれにせよ、介護で無理をすると、結局は親子ともども不幸になります。介護にあたっては、できるだけ合理的に考えるようにしてください。そして、それを良い機会だと捉え、介護に対する考え方を学んでください。そうすれば、自分ないし妻（夫）が介護を必要とするようになった時の心構えもできようというものです。

目と耳と歯の問題

七十歳を過ぎた頃から、一般に日常生活の中で最も気になる身体機能の衰えは目と耳と歯ではないでしょうか。もちろん、目も耳も歯も若い頃とほとんど変わらないという「野生の人」もいますが、極めて少数です。文字がかすんで見える、耳が遠くなる、固い食べ物を食べるのに躊躇するといったことは、多くの高年者が毎日感じる直接的な不快感と言えるでしょう。こうしたQOLのベースとなる身体機能を補助するための器具として、老眼鏡、補聴器、入れ歯が使用されていることは皆さんご存じの通りです。留意する点は、老眼鏡や補聴器を購入するにあたって、店頭やネットで直接買うのではなく、専門医に相談して自分に最も適したものを買うことです。

ただ、目と歯に関する現在の治療技術は飛躍的に進化しています。

高年になれば、誰でも水晶体が劣化することによって、老眼と白内障がセットになってやってきます。しかし、驚くべきことに現在では老眼も加齢性白内障も、レーシックを主体とする手術によって同時治療が可能になっています。手術時間は、わずか十五分足らずで、視覚の劇的な改善が実現します。もちろん、無痛手術です。裸眼で遠近を問わずクリアに見えるようになれば、世界が変わって見えるのではないでしょうか。

一方、歯に関しては顎《あご》の骨に人工歯根を埋め込むインプラントの手術が一般に定着し始めています。入れ歯を出し入れする必要がなく、何でもしっかりかぶりつくことができるインプラントは画期的な先端治療と言えるでしょう。言うまでもなく、高年者にとって歯は非常に重要です。しっかり噛めるということは、認知症の予防にもなるからです。

耳が遠くなるという加齢性難聴は、七十代になると半数近くの人に現れます。この加齢性難聴については、残念ながら目や歯の先端治療のように器具を取り外すことなく抜本的に改善する技術はまだ開発されていません。ただ、放置しておくと難聴は進行します。そして、普段の会話や電話など他者とのコミュニケーションが困難になり、結果的に引きこもりがちになって活動範囲が狭くなってくることから、認知症につながることがわかってきています。ですから、多少煩わしいかもしれませんが、極端に耳が遠くなったら補聴器の使用をおすすめします。補聴器は昔と比べて小型化し、性能もかなり向上しています。なお、補聴器による聴覚に満足できない場合は、人口内耳を装着する手術もあります。

いずれにせよ、目、耳、歯の不調は日常生活に直接関わることなので、ぜひとも専門医に相談してください。ただ、先端医療には健康保険が適用されない場合が多く（インプラントは完全適用外）、総じて高額なので最初に相談する際に正確な見積もりをとって判断するといいでしょう。しかし、たとえ高額ではあっても、金を使うのならＱＯＬの向上に即効的な効果が期待できるこうした治療にまず使うべきではないでしょうか。

サプリメントとの付き合い方

高年の方はご存じでしょうが、テレビでは一日中サプリメントのＣＭが流されています。おそらく、それなりの販促効果があるからなのでしょう。また、雑誌やネットにもサプリメントの広告は溢れています。

ところで、そもそもサプリメントとは何でしょうか。医薬品のようでもありますが、サプリメントは薬ではありません。したがって、薬事法の規制によりＣＭや広告で「治る」「効く」といった表現を使うことはできません。サプリメントは日本語で「栄養補助食品」と訳され、広い意味での健康食品に分類されます。

ともあれ、日本人はサプリメントが大好きです。内閣府の調査によれば、五十代以上で約五割の人が二種類以上のサプリメントを利用しています。

ただ、利益率が極めて高いことや薬品のように膨大な開発コストがかからないことから、サプリメントに参入する事業者は非常に多く、提供されている商品も現状は玉石混交と言っていいでしょう。中にはまったく効果のない詐欺まがいの怪しげな商品や、単なる水を「神の水」として高い値段で売りつけている新興宗教の教団も存在します。それでも、無害であればまだしも、個人によってはアレルギー症状を引き起こすことや、医薬品との相互作用で何らかの害を及ぼすこともあるので注意が必要です。

一般に、サプリメントには有効性についての正確な科学的エビデンスが認められていませんが、まったく効かないというエビデンスもありません。選ぶ際の目安としては、長年にわたる販売実績がある、大企業から販売されている、といったことがあげられます。長年販売されているということは、これまで事故がなかったことを意味しています。また、大企業の場合、その製品に問題が発生すると、回収や補償のコストなど莫大な損失を生じることや企業ブランドを棄損することから、製造にあたって厳しい品質管理を行っています。

いずれにせよ、本来は毎日の食事から必要な栄養素をすべて摂るのが理想です。しかし、現実には好き嫌いや食欲の減退などによって、特定の栄養素が不足しがちであることも事実です。したがって、美味しい食事を楽しみながら不足した栄養素をサプリメントで補うのは決して間違いではなく、むしろ推奨されるべきでしょう。

前述のクロード・ショーシャ先生は、尿の検査によって一人一人の足りないものを判断し、それに合わせたテーラーメイドのサプリの提供をします。私も四十八歳の時から飲んでいますが、それ以降、歳を取らない気がしています。そこで私のアンチエイジングのクリニックでも検査ができるようにした次第です。

クスリと書いてリスクと読む

高年になると、若い頃と比べて何かと体の不調が多くなり、病院の外来に通うことも増えてきます。そんな時、診察後に医師から何種類もの薬を処方されませんか。そう、日本の医者はやたら薬を出したがるのです。

医者が薬をたくさん出す理由の一つは、ある時期から医学教育の専門化が進んだことにあります。例えば、現在の大学付属病院には内科という診療科はなく、呼吸器、内分泌器、消化器、循環器といったように、臓器別の診療科が並んでいます。要するに、診療がタコツボ化しているのです。その一方で、高年の患者さんは往々にして複数の疾患を抱えています。本来は、一人の患者が抱えるクロスオーバーした疾患を総合的に判断し、優先順位をつけて薬を処方するべきなのですが、日本の医学教育には総合医を育てる教育システムがほとんどありません。そして、専門医は他の領域に関して詳しい知識がないことから、各診療科でそれぞれ薬を処方するため、重複する薬も出てくることになります。

医療の専門化による弊害は、開業医でも同様です。例えば、内科クリニックと掲げていても、そこの医師が内科系疾患すべてに通じているわけではありません。開業する前は、大学病院や大病院で特定の臓器だけを診てきた医師が大半だからです。したがって、専門外の疾患については医療マニュアルを頼ることになります。マニュアルには標準治療として治療法や薬剤の用法が記載されていますが、一つの疾患に対して推奨される薬は通常二、三種類あることから、どうしても処方される薬は多くなるわけです。

また、欧米ではあまり見られない日本の医療の悪しき習慣として、薬の予防投与があります。皆さんもご存じだと思いますが、病院で診療を受けると一種類の治療薬だけ処方されるということはほとんどありません。予防投与とは、疾患を治療する薬以外にまだ罹っていない疾患を予防するための薬剤投与のことです。手術後に感染症を予防するために抗生物質を投与、風邪には風邪薬以外に肺炎を予防するために抗生物質を投与、頭痛に対しては鎮痛剤だけだと胃に悪いので胃薬を投与、といった具合です。

さらに言えば、大学病院の医局は製薬会社と深い関係にあります。製薬会社は研究費という名目で医局に多額の寄付をし、医局は製薬会社の意向に沿って薬を増やす研究や売れる薬の研究をしているという実態があるのです。したがって、たくさん薬を使う研究はしても薬を減らすという研究はしません。しかも、医薬品を管掌する厚労省は製薬会社と医師会の味方です。例えば、血圧、血糖値、メタボなど健康に関する標準値（正常値）は厚労省の要請で学会幹部の医者が決め、臨床の現場の医師は標準値から外れた受診者に薬剤をバンバン投与する、すると製薬会社は儲かる。大雑把に言えばそういった仕組みです。しかし、メタボについて前に述べたように、標準値なるものに明確なエビデンスはありません。つまり、厚労省と医者が病人を生産し、製薬会社が薬を提供しているわけです。

福島の原発事故で明らかになった経済産業省と電気会社と原子力学者の関係、すなわち原子力村と呼ばれる産官学の関係は、薬の世界でも同様です。医薬村とでも呼ぶべき協力関係が現実に存在しているのです。

まあ、そんなこんなで高年の患者さんには十〜十五種類の薬を飲んでいる人がざらにいます。かくして、高年者は薬漬けになるというわけです。

ところで、ほとんどの医者は自分ではあまり薬を服用したがりません。なぜなら、薬には程度に差はあれ必ず何らかの副作用があることを知っているからです。これでは「わかっているなら薬剤の投与にもう少し神経を使えよ」と言われてもしかたありません。

悩ましいことに、一般によく効く薬ほど副作用も大きいという傾向があります。薬には、本質的にそうした二面性があるのです。

そもそも、薬は大昔から「毒」でした。意外に思われるかもしれませんが、漢方薬だってそうです。猛毒トリカブトなど、その典型でしょう。「毒をもって毒を制す」という言葉は、薬が本質的に有す二面性から生まれた言葉です。そう言えば、何も変わらないことを指して「毒にも薬にもならない」なんて言葉もありますね。昔の人は物事の本質をよくわかっていたようです。

現代医療において主流となっている化学系薬品にも、その効能が疑問視されている薬品はいくつもあります。毒にも薬にもならないならまだしも、骨粗しょう症向けの薬剤や抗ガン剤などの中には、効能はないのに副作用だけはあるという薬もあります。また、厚労省でさえ、抗がん剤による延命効果は疑わしいなんて発表をしています。

オーストラリアで発表された調査報告では、全入院患者の三％前後が何らかのかたちで薬の服用に起因した入院であり、高年の患者ではその比率がさらに高く十五〜二十％だったとされています。薬を多く処方する日本では、その比率ははるかに高いとみて間違いないはずです。要するに、薬が多くなれば必然的に副作用も多くなるということです。

薬の副作用は侮ることができません。特に高年の患者さんの場合、その影響は無視できません。例えば、皆さんお馴染みの抗生物質を投与し続けると耐性菌と呼ばれる強くなった細菌が生まれ、さらに強い抗生物質を投与しなければならない、するとさらに強い細菌が生まれるという悪循環に陥ります。あるいは、抗生物質がまったく効かず、死に至ることもあります。さらに、抗生物質には、有効に働く体内の常在菌も殺してしまうという弊害もあります。

コロナ騒動でもわかったように、そもそも抗生物質は細菌を殺す薬であり、ウイルス性の風邪にはまったく効果がありません。昔は風邪をひいたら抗生物質を投与するのが一般的でしたが、現在は気管支炎や肺炎でない限り、投与しないのが常識です。アメリカでは、感染症に罹っていない患者に予防薬としても抗生物質が処方されることはありません。

というわけで、たんなる風邪に抗生物質を処方する医者は信用しない方がいいでしょう。

その他、日本では高年になると血糖値や血圧を薬で下げることが多いのですが、その後体調がおかしくなることがよくあります。薬で血糖値を下げ過ぎると、ブドウ糖が脳に回らず低血糖状態に陥り、ボケたようになったり失禁したりする場合もあります。また、降圧剤は高年患者の半数以上が飲まされていますが、その副作用も大きく逆に血の巡りが悪くなるため、年間何万人もの患者が脳梗塞になっています。

一方、困ったことに一般の日本人、とりわけ高年の方々は、薬に対する信仰じみた信頼をもたれているように見受けられます。そのことも、医師が薬を多用する一因にもなっているのではないかと私は思っています。もちろん薬によって治癒する、あるいは命が助かることも多いのは事実です。私は、薬の投与を全否定する者ではありません。しかし、ここまで述べてきたように、何でもかんでも薬に頼るという患者としての感性は危険です。繰り返すようですが、薬には副作用という毒性もあるということを認識しておいてください。もっと言えば、患者は「クスリと書いてリスクと読む」というくらいのセンスを持つべきだと思っています。

いずれにせよ、薬は飲まないですむならそれにこしたことはありません。ですから、とりあえず担当医に処方する薬の副作用について説明を受けるという習慣は必要でしょう。個々の医師に悪意があるわけではないので、患者が真摯に聞けばちゃんと答えてくれるはずです。当然のことながら医学も医師も、そして薬も万能ではありません。最後は自分で決めるしかないのです。

その他、薬の多用に対する対策としては、「かかりつけ医」ならぬ「かかりつけ薬局」を決めておくのも有効です。医師の処方箋さえあれば基本的にどこの調剤薬局でも薬を入手できます。例えば自宅の近くに気軽に相談できる薬剤師がいる薬局があれば、少なくとも薬の重複はなくなるし、薬に関する様々な相談にのってくれるはずです。

健康診断は受けない

大多数の日本人にとって、「健康診断（健診）」はとても馴染み深い習慣の一つです。健康診断と聞けば小中学校の頃を思い出して、ノスタルジックな思いに浸る人もいるのではないでしょうか。また、大人になってからは、毎年職場健診があったはずです。中年になると、健診の結果に一喜一憂した経験もあるでしょう。

ことほどさように日本人、というより日本社会は健康診断に信頼を置き、必須の行事として生活の一部に組み込んできたように見受けられます。こうした習慣は、欧米ではみられないものです。

しかし、何となく正しいとされていることでも、まずそれは本当なのかと考えてみることが、より良き人生を送るための作法です。マルクス先生も言っているように「すべてを疑え」です。とりわけ、高年世代にとってはそうです。実のところ、健康診断ほど無意味なものはありません。いや、無意味どころか有害でさえあるのです。

体を臓器別に検査する健康診断や特定の部位を検査する検診は、有体《ありてい》に言えば病人を製造するシステムです。健診や検診の結果、血圧が高い、血糖値が高い、メタボだ、レントゲンで肺に影が見えた、と医者は脅してきます。さあ大変、投薬だ、手術だ、ということになります。けれども、薬には必ず副作用があり、手術で臓器を切除すると必ず身体のどこかに変調をきたします。飲まなくてもいい薬を投与され、しなくてもいい手術をした結果、QOLが低下したり、寿命を縮めたりするケースはたくさんあるのです。

健診で血圧やメタボに関して正常値を超えていると医者は薬で下げようとしますが、正常値をやや超えている方が寿命は長いというエビデンスがあることは既に述べた通りです。

ところで、ベストセラー『患者よ、がんと戦うな』（文藝春秋）で知られる近藤誠医師は、慶応大学病院の研修医になって以来、四十年以上職場の健康診断、人間ドック、ガン検診（以下これらをまとめて「健診」と表記統一）を受けたことがないそうです。近藤先生は私との共著『やってはいけない健康診断』（SB新書）の中で、自分が研修医時代に一生健診を受けないと思い定めたのは医学的理由からであり、健診を受けることによって病気になり寿命が縮まることがわかったからだと述べられています。以下、近藤先生が指摘した健診の弊害についてまとめてみます。

近藤先生によれば、最もわかりやすい健診の弊害は、胸部エックス線撮影やCT（コンピュータ断層撮影）による放射線被ばくです。言うまでもなく、放射線を浴びると発ガン率は上昇します。

胸部エックス線撮影は、もともと肺結核の撲滅を目的として導入されましたが、それが結核撲滅の役に立ったというエビデンスはありません。そして、結核による死亡がほぼなくなった現在では、その目的は肺ガンの早期発見にすり替わっています。つまり、現在に至るまで、疾患を発症していないにも関わらず健診を受ける学童や労働者は、放射線を浴び続けているわけです。

アメリカで喫煙者を対象に実施された比較試験があります。九千人の調査対象を、何もしない「放置群」と定期的に検診する「検診群」に分けて十二年間にわたって実施されました。その結果、当然と言うべきか試験中の肺ガンの発見数は「検診群」で二〇六人、「放置群」は一六〇人と、検診による早期発見により検診群の方が多くなりました。しかし、そこからが問題です。早期発見、早期治療にも関わらず、肺ガンによる死亡数は検診群が一二二人に対して放置群は一一五人と、定期健診を受けたグループの方が上回っていました。この結果からは、エックス線による被ばく、投薬の副作用、手術のダメージなど、検診と治療によって何らかの影響があったであろうことが容易に推察できます。

エックス線撮影によるリスクは、世界で共通認識となっています。実際、胸部エックス線撮影は一九六四年（昭和三十九年）にＷＨＯから中止勧告を受けていますが、厚労省は勧告を無視して現在に至るまで続けています。なぜなのか。おそらく、厚労省と健診業界の共通利害、つまり癒着があるからではないかと近藤先生は推測されています。前述した薬もそうですが日本の医療業界には、厚労省を中心に一部の指導的医学者、製薬会社、医療機器メーカーなどで構成される一般人にはうかがい知れない「村」が存在しているのではないか、と私も思っています。

近藤先生によるとＣＴはさらに危険であり、イギリスの調査ではたった一度のＣＴでも脳腫瘍や白血病が増えることがわかっています。またオーストラリアの未成年を対象とした調査では、一度ＣＴを受けるごとに十六％ずつ発ガン率が上昇することが判明しています。確かに、高年者より未成年の方が放射線の影響が強く出ることは事実ですが、当然のことながら未成年ほどではないにせよ高年者でも発ガンリスクは高くなるに決まっています。

放射線撮影は主としてガンの早期発見、早期治療を目的として行われていますが、近藤先生は欧米での大規模な比較試験をエビデンスとして、一貫してあらゆるガン検診におけるエックス線撮影の無効・有害を主張されてきました。この指摘は、近藤先生の専門がガンと放射線科であるだけに非常に説得力があります。

私もそうですが、近藤先生はエビデンスを重視されています。欧米で実施される比較試験や調査は一般に対象の母数が大きく、かつ長期にわたっています。医療が科学である以上、医師は常にこうしたエビデンスに基づいた判断がなされるべきなのです。

近藤先生や私が健診に拭い難い不信感を持つ理由は、胸部エックス線撮影やCTによる悪影響だけではありません。健診自体が無意味であるのみならず有害であるエビデンスがあるからです。

フィンランドで実施された有名な比較試験は、健診と医療介入の弊害がいかに大きいか如実に示したものでした。この比較試験の対象は健診により高血圧、高コレステロール、高血糖、肥満、喫煙というリスク因子を一つ以上持つ「患者」、つまり生活習慣病と診断された人たち一二〇〇人であり、調査期間は十五年です。この調査対象を二つのグループに分け、一つは健診も医師の指示もない「放置群」、もう一つは定期的に健診を行い医師が指示を出す「医療介入群」としました。すると、経過観察中の総死亡数は放置群四十六人に対し医療介入群は六十七人という結果となりました。これでは、健診を受ける気にはなれません。実際、欧米では健診を医療政策として採用していません。

以上述べてきたことから、健診とそれによる早期発見・早期治療の有効性には何らエビデンスがないばかりか、有害でさえあることがおわかりいただけたと思います。

病院との付き合い方

我々の社会には病院が存在し、病院には医師がいます。そして、医師の仕事は病気や怪我を治療することです。したがって、体に不調を覚えたら迷うことなく病院で診察、治療を受けるべきです。

ただ、先に述べたように健診、投薬、手術など、医療には常に何らかのリスクが伴うことから、不調を自覚しない限り定期的に病院で診察を受ける必要はないと私は考えています。ただし、私自身のことを言うと、例外として心臓ドックと脳ドックは定期的に受けています。なぜなら、前にも述べたように心筋梗塞や急性心不全など心臓まわりの疾患、脳出血や脳梗塞、クモ膜下出血など脳まわりの疾患は、発症から死に至る時間が極めて短く、死に至らないまでもＱＯＬを極端に低下させる重篤な後遺症が残る場合が多いからです。

いずれにせよ、治療を受けるにあたってはインフォームドコンセントと呼ばれる、担当医師からしっかり治療方針について説明を受けた上での合意が重要です。つまり、最後は患者の自己決定なのです。

インフォームドコンセントには、患者個人の人生観が大きく関わってきます。投薬による副作用、手術後の身体的ダメージなどによるQOLの低下を覚悟しても長生きしたいという人もいるし、寿命が多少短くなってもできるだけ元気でいたいという人もいるでしょう。繰り返すようですが、治療方針を最終的に決めるのは患者自身です。

ともあれ、加齢によって体の不調が出やすい高年世代にとって、病院はとても身近に感じる施設だと思います。そこでお勧めしたいのは、かかりつけ医（主治医）を決めておくことです。通常は自宅と近い内科医院、つまり町医者です。かかりつけ医に、薬はなるべく服用したくない、寿命よりQOLを大切にしたい、といった治療ポリシーを伝えておき、日頃から何でも相談できる関係をつくっておくことは有益です。一般に、町医者は大学病院の医者より臨床経験が豊富であり、健康に関する日常的なアドバイスが的確です（とは言え大学勤め時代の感性がなかなか抜けない人もいますが）。また、その医院では対応できない場合でも、専門医のいる病院を紹介してくれるはずです。

なお、これは私の持論ですが良い医院は待合室でわかります。待合室が賑わっていて明るい医院は、医者が患者に真摯に向き合っている証拠です。反対に、待合室が暗くどんよりとした医院は避けた方がいいでしょう。

いずれにせよ、かかりつけ医とは長い付き合いになるので、自分に合わないと思えば他を探した方が賢明です。良い医者が見つかるとその後の安心感が違います。

あとがきにかえて――あるがままに

さて、ここまで六十代～七十代の方々、いわゆるヤング・オールド世代を対象として、メンタルおよびフィジカルにおけるアンチエイジングについて述べてきましたが、いかがだったでしょうか。高年世代の皆さんにとって、多少なりとも生きていく意欲が湧いてくるように感じていただけたなら、本書を上梓した意味がありとても嬉しく思います。

人は誰でもオンリーワン

私は高年者専門の精神科医ですが、数ある診療科の中で精神科を選択したのは人間の存在、それも体より心に関心があったからです。そして、その選択は少なくとも私にとっては大正解でした。

大学の医学部で内科と精神科の研修を受けていたことから、私は二十八歳の時、高年者専門の病院に勤務することになりました。私がその病院に採用されたのは、高年者の精神医療には内科の知見も必要という、当時の精神科部長のポリシーからでした。以来、三十年以上の長きにわたって高年の方々の医療にたずさわり現在に至っています。

正直なところ、医師になった当初、私は高年の方々に特別な思い入れがあったわけではありません。しかし、来る日も来る日も高年の患者さんたちに接し治療にあたっているうちに、自分がこの仕事に従事できたことは実にラッキーだったと思うようになりました。

来院される患者さんは、鬱症状、認知症、アルコール依存症等々、本当に様々です。また、それぞれの来歴も千差万別です。ただ一つ共通しているのは高年であること。つまり、長い間生きてこられたということです。

精神医療の特色は、他の診療科と比べて患者さんの話をじっくり聞くという点にあります。したがって、必然的に患者さんが歩んで来たそれまでの人生を垣間見ることにもなります。そして、私が臨床の現場で学んだ最も大きなことは、とてもシンプルなことでした。それは、人間はすべてオリジナルな存在であり、それぞれの人生に優劣などないという当然過ぎる真理でした。フランスの哲学者ミシェル・フーコーは、「個人の人生はひとつひとつ異なっていて美しく、いわば一個の芸術作品なのではないか」と述べていますが、まさに至言です。ちなみに、フーコーは晩年、自分が同性愛者であることをカミングアウトしています。

よく「平凡な人生」という言い方をしますが、実のところ平凡な人生などありません。人はそれぞれ固有の喜怒哀楽を経てきて、固有のドラマを有しています。だからこそ、個々の「生」には意味があるのです。

高年の患者さんたちに接していてつくづく思うのは、心のプロだと自負しているはずの自分が、逆に深い学びや気づきを与えられているということです。心の不調の背景にあるもの、老いるということの意味など、この職業に就いて学んだことは多岐にわたり、私の人間観や人生観の形成に大きな影響を及ぼしています。私も還暦を迎え高年にさしかかっていますが、誰にとっても実際に老いるまで「老い」は未知の領域です。だからこそ、老いてみると様々な発見があり、考えさせられることも多々あります。

人は生まれた直後から老い始め、その先の「死」に向かって歩んでいきます。それは誰であろうと同じです。社会的地位や資産は、この普遍的真理に介入することはできません。

ただ、一つだけはっきり言えるのは、人間は最後の最後まで人間であることをやめないということです。それは寝たきりになったり、認知症を発症したりした人たちでも同様です。個々の「生」はすべて尊厳に値し、フーコーの言うように美しいものなのです。

レットイットビー

本書の冒頭でも触れたように、戦前と比べると日本人の寿命は男女共に飛躍的に延びています。人生五十年は人生百年となり、六十代、七十代の見かけや体力は昔より十歳以上若返っているように見受けられます。その結果、従来の「余生」という概念は大きく変容し、六十代〜七十代の日本人にとって死を迎えるまでの期間は決して「余りの人生」などではなく、自覚的に生きるべきリアルな人生となっています。

本書のテーマの一つは「アンチエイジング」であり、心身におけるＱＯＬ（生活の質）を、できるだけ長く維持するために心がけるべき留意点について述べてきました。それもこれも、心身の健康を保つことによって、生きていることには意味があると感じていただきたいと考えたからです。

ただ、アンチエイジングは「修行」ではないし、ましてや義務でもありません。高年世代にとって、「がまん」や「無理」は禁物です。過剰な運動、過剰な節制、過剰な心配、そうしたすべての「過剰」は間違いなくストレスを生じさせ、心身に負荷をかけます。繰り返すようですが、ストレスは高年世代の大敵であり、老化を促進し寿命を縮めます。アンチエイジングは、あくまで精神的、身体的に負荷がかからない限りにおいて有効なのです。

ともあれ、縁あってこの世に生を受けたわけですから、できるだけ自分自身を労《いた》わってやってください。私の臨床経験から言えば、六十代、七十代になると、毎日の生活における意識の持ち方ひとつで心身に大きな差が出てきます。

しかし、いくらアンチエイジングに励もうと、老化を遅らせることはできても止めることはできません。また、死を回避することもできません。加齢によってすべての細胞が劣化し、やがて生命活動を終えることは自然の摂理です。

八十代後半になると、ほとんどの人は認知症を発症し、自力歩行が困難になり、ガンや脳疾患、心臓疾患による死亡率も飛躍的に高くなります。このように、老いることも、病むことも、死を迎えることも不可避ではありますが、それらはすべて生の一部であり怖れたり心配したりするようなことではありません。

ボケたっていいじゃないですか。高年になると誰だってボケるし、特別なことではありません。ごく稀な例外を除くと、そもそも八十歳以上になれば認知症を発症している人と、これから発症する人という二種類の人しかいないと言ってもいいでしょう。

認知症患者は、過去のことも楽しかったこと、嬉しかったことしか覚えていません。考えようによっては、ボケは神が人間に与えてくれた救済であるとも言えます。

確かに、周囲の介護者の負担が大きいというのも認知症の特徴です。そのため、まだ意識がしっかりしている初期段階では、迷惑をかけて申し訳ないという思いを強く持つかもしれません。けれども、ここまで何度も述べてきたように人を助け人に助けられる、それが人生の実相です。人の世はメリーゴーランド、まわりまわって介護する者もいつかは自分が介護される身となるはずです。

いずれにせよ、認知症も人生の中で生起した一事象に過ぎないし、誰にとっても特別なことではないのです。いささか乱暴な比喩かもしれませんが、認知症になるということには、容姿が劣ってきた、あるいは相対的に貧しくなった、といったほどの意味しかありません。つまり、人間の本質とは無関係だということです。したがって、認知症を怖がることも、恥ずかしがることも、また申し訳なく思うこともないのです。

そして、人間が生物である以上死も平等にやってきます。要するに必然であるわけです。必然的にやってくることをあれこれ悩むのは無意味であり、精神の無駄使いです。

なるようになる、それが人生だと思い定めれば、心はずいぶんと軽くなるのではないでしょうか。

さらに言えば、ある種の強迫観念から、定期的な健診を自らに義務付けその結果に一喜一憂する、メタボを気にして食べたいものも食べず痩せることに血道をあげる、まだ健康であるにも関わらず自然の摂理である認知症や死を殊更に怖れる、そうした生活が愉快であるはずはないし、何より心身に悪影響を及ぼします。医者の不養生という言葉がありますが、一般に医者は自分の体に無頓着であり、薬や定期健診を好みません。おそらく、数多の治療にたずさわる中で寿命なるものが運命であるということ、そして健康という概念の本質を直観的に感じ取っているからでしょう。

ところで本書を読まれている皆さんは、もちろんビートルズをご存じだと思います。そのビートルズの作品に『レットイットビー（Let it be）』という名曲があります。タイトルの「レットイットビー」とは、「あるがままに」「なすがままに」といったほどの意味です。森田療法のコンセプトと同じですね。いくら悔やんでも昨日は戻って来ないし、明日のことは誰にもわからない。明日は明日の風が吹く、それが人生というものです。

レットイットビー。自分の人生をあるがままに肯定し、何も怖れず、何も心配しない。やりたいことをやり、食べたいものを食べ、会いたい人に会う。そして、口笛でも吹きながら今日という日を生きていく。人生終盤の生き方とは、そのようにあるべきです。

パンデミックのただ中で

本稿の執筆が終わりに近づいてきた三月、突然中国の武漢で新型コロナウイルスが発生しました。当初、このように全世界を巻き込んだパンデミック（大流行）につながるとは誰しも想像していなかったと思われます。今回の新型コロナウイルスは、二〇〇二年（平成十四年）にやはり中国で発生したＳＡＲＳ（サーズ）コロナウイルスと比べると感染力が強く、先進国を含めほぼ世界全域に伝染しているところが特徴的です。また、高年者や手術などで免疫力が低下している人々を直撃し、発症後短期間のうちに死に至らしめています。主要国は急ピッチで開発を進めてはいますが、現在のところ対コロナウイルスのワクチンはありません。したがって、各国の主要な防疫策は古典的な隔離政策です。

ただ、日本を例にとると二〇二〇年（令和二年）五月二十日現在、死亡者数は約七〇〇人です。確かに今後爆発的に感染者が増える可能性もあり予断は許されませんが、現在の年間自殺者数は三万人以上です。精神科医として、こうしたデータは知っておくべきではないかと私は思っています。というのも、部屋に引きこもって他者とのコミュニケーションがとれない状態は、鬱病につながりやすく、そして鬱病が高じると自死につながりやすいからです。要するに、高年世代にとって、鬱病による自死は、ウィルス以上にシリアスなリスクとなる可能性は高いのです。

現在、流行語ともなっている経済活動や移動の「自粛」と、自宅に籠って外に出るなという「ステイホーム」、こうした政府や自治体の要請は日本社会固有の同調圧力と相まって感染の抑止に一定の効果を上げているようです。反面、このような状況は高年者にとって鬱病や認知症の発症、歩行能力の衰退などのリスクを生じさせる最悪の環境でもあります。突発的に起きるウィルスによる「死」と、緩やかに進行する多くの「死」は、果たしてどちらがより深刻であるか考えてみる必要があるように思われます。

もちろん感染の抑止は重要ですが、「自粛によるリスク」の軽減も同じように重要なのです。要するに、パンデミックに対抗する絶対的な「解」がない以上、より総合的な観点による次善の策を講じるべきでしょう。つまり、比喩的に言えばウイルスと共存しながら、被害を最小限に抑えるということです。とりわけ、高年の方々に留意していただきたいのは、部屋に引きこもったままでは確実にQOLが低下するということです。

ともあれ高年の方々は、人が極度に密集する場所を避ける、マスクをつける、外出から戻ったら手を洗うといった基本を淡々とこなしながらも、毎日一度は外に出て陽の光を浴びるようにして下さい。栄養をしっかり摂り、免疫力を維持して下さい。インターネットでも電話でもいいので、できるだけ人とコミュニケーションをとるようにして下さい。

今回のパンデミックにおける人間の行動様式を眺めていると、医療や政治、経済といった枠組みを超えて、何やら文明論的命題を突き付けられているような気がしないでもありません。こうした恐慌下で人間は、容易にその本性を露出させます。反知性的な情動から生じる恐怖、差別、暴力、抑圧、狂気など、平常時には隠されていた暗部が一気に現れてくるようです。それは、個人、集団、国家といったレベルを問わず出現します。そして、そうした負の情動は、世界的規模で増幅されることもわかりました。

今回のパンデミックで明らかになったのは、死亡者数といった目に見える被害より集団心理の動き方の方がはるかに社会を破壊する力を持つということです。人間の精神とはかくも複雑怪奇であるということを、精神科医として改めて思い知らされた次第です。

同じように疫病を引き起こす病原体である細菌と異なり、ウイルスは生物の最小単位である細胞を有さず、他の生物に寄生することによってしか繁殖できません。こうした生物でさえない下等な構造体によって、他の生物と峻別された叡智を誇る人間の社会が脆くも崩壊するという現実は実に皮肉です。

いずれにせよ、現在の資本主義経済は底が抜けたように見受けられます。また、コロナ前とコロナ後では、経済のみならず地政学的なパラダイムも大きく変容する予感がします。

しかし、どのような世界になろうとも、生老病死が人生の原理であることに変わりはありません。本書で述べてきたことは、コロナ後の日常生活においても何ら変わることはありません。どんな状況になろうとも、必要以上に怖がることはないのです。

本書の読者には、老いること、病むこと、死を迎えることの本質を理解し、高年であることを正面から受け止め、なおかつ楽しく日々を送られることを願ってやみません。

何をくよくよ川端柳、水の流れを見て暮らす

「川端に茂る柳よ、なぜそんなに悲しそうな様子をしているんだ。お前がいつも見ている川の流れのように嫌なことや辛いことはすべて流して暮らそうぜ」といったほどの意味でしょうか。坂本龍馬作の都都逸《どどいつ》とされていますが、真偽のほどは定かではありません。

令和二年五月　和田秀樹

和田秀樹（わだ・ひでき）

1960年大阪生まれ。精神科医。東京大学医学部卒業後アメリカ・カールメニンガー精神医学校国際フェロー。老年精神医学、精神分析学（特に自己心理学）、集団精神療法学を専門とする。アンチエイジングとカウンセリングに特化した『和田秀樹こころと体のクリニック』を開業し院長に就任、現在に至る。著書は『人は感情から老化する』（祥伝社）、『テレビの大罪』（新潮新書）、『怒りの正体』（バジリコ）、『一生ボケない脳をつくる77の習慣』（ディスカバートゥエンティワン）、『自分が高齢になるということ』（新講社ワイド新書）、『やってはいけない健康診断』（近藤誠共著SB新書）、『60歳からの勉強法』（SB新書）、『年代別医学的に正しい生き方』（講談社現代新書）など多数。

六十代と七十代 ● 心と体の整え方

2020年6月25日　初版第１刷発行
2024年1月12日　　　第14刷発行

著者　**和田秀樹**
発行人　**長廻健太郎**
発行所　**バジリコ株式会社**
〒162-0054
東京都新宿区河田町3-15 河田町ビル3階
電話：03-5363-5920　ファクス：03-5919-2442
http://www.basilico.co.jp

印刷・製本　**中央精版印刷株式会社**

ISBN978-4-86238-245-0